主编 周杨晶

《医学正旨》

点校与译注

四川科学技术出版社

图书在版编目（CIP）数据

《医学正旨》点校与译注 / 周杨晶主编. -- 成都：
四川科学技术出版社, 2025. 1. -- ISBN 978-7-5727
-1721-5

Ⅰ. R22

中国国家版本馆CIP数据核字第2025Y7W243号

《医学正旨》点校与译注
YIXUE ZHENGZHI DIANJIAO YU YIZHU

主　　编　周杨晶

出 品 人　程佳月
责任编辑　李　珉
助理编辑　王天芳
责任出版　欧晓春
出版发行　四川科学技术出版社
　　　　　成都市锦江区三色路238号　邮政编码 610023
　　　　　官方微博 http://weibo.com/sckjcbs
　　　　　官方微信公众号 sckjcbs
　　　　　传真 028-86361756
成品尺寸　185 mm×260 mm
印　　张　13.75
字　　数　260 千
印　　刷　四川机投印务有限公司
版　　次　2025年1月第1版
印　　次　2025年2月第1次印刷
定　　价　68.00

ISBN 978-7-5727-1721-5

邮购：成都市锦江区三色路238号新华之星A座25层　邮政编码：610023
电话：028-86361770

本书编委会

主 任 委 员　吴海以　林琦远

副主任委员　肖　萍　杨正聪　李　雄

主　　　编　周杨晶

主 编 单 位　凉山彝族自治州第二人民医院

序 一

医圣孙思邈曰："凡大医治病，必当安神定志，无欲无求，先发大慈恻隐之心，誓愿普救含灵之苦。"中医药文化充分展现了中华民族深厚的文化底蕴，并以中医药古籍为重要载体，彰显着中华民族所崇尚的价值理念。

《医学正旨》是一本古老的书，原著者蒲悉生将脉学、《伤寒论》、《神农本草经》等的精华编写成七言绝句，一万余言，朗朗上口，具有鲜明的川派特色，是川派中医药古籍的精华之一，具有重要影响。

本书作者将古老的七言绝句直译成现代文，信、达、雅皆俱，又进行解读，十万余字，广大读者一读即懂，便于中医药文化的普及和传播。全书贯穿着中医药全产业链发展的理论与实践，同时深入挖掘了中医药文化的丰富内涵和时代价值，对于增强人们对中华文化的认同感及坚定民族自信和文化自信具有积极作用。

2022年4月，中共中央办公厅、国务院办公厅联合印发了《关于推进新时代古籍工作的意见》。2023年2月，四川省首个中医药市（州）地方立法的《凉山彝族自治州中医药保护条例》开始实施，为凉山州[①]中医药的发展提供了机遇。本书作者深爱着中国传统医药，深爱着凉山州这片美丽富饶的土地，研究生毕业后毅然回到故乡，不忘初心，牢记使命，坚定文化自信，为推进凉山州文化繁荣发展，为传承创新发展中医药而不懈努力，并硕果累累。

凉山州第二人民医院的中医药和西医药齐头并进，是民族地区规模较大、环境优美、分科齐全、设备先进、技术优良、服务功能齐全的一所国家三级甲等综合医院，医院认真执行党的中西医结合方针政策，中西医并重，中西药并用，推进综合医院中医药的高质量发展。

本书即将出版，特向广大读者推荐。

吴海以

2024年8月15日

---

①凉山州：凉山州为凉山彝族自治州的简称。

序 二

巴蜀中医药文化源远流长，在中医药发展史中具有重要影响。巴蜀名医辈出，在中医药理论与实践方面留下了宝贵的财富，为研究中医药文化提供了丰富资源。天下为公、自强不息、厚德载物、利溥天下、民为邦本、革故鼎新等精神标识在巴蜀大地深深扎根。

中医学是古老而又现代化的医学，治未病的理念、"异病同治，同病异治"的理念、整体观念等，无一不闪耀着奇特的光辉，为中华民族的繁荣昌盛作出了巨大的贡献。

凉山州是一片美丽富饶的土地，这里有浓厚的民族风情，这里有宝贵的民族药物资源，是中医药文化的重要组成部分。凉山州第二人民医院的中医药以"医药圆融"为主要特色。柯仪宇名老中医、罗伦才省名中医、周杨晶副主任中药师等都是既懂药又知医的行家里手，坚持中医和中药"两手抓"。

本书以巴蜀中医古籍《医学正旨》为文化基础，以推进凉山州文化繁荣发展为己任，将中医脉诊、《伤寒论》、《神农本草经》等用通俗的语言呈现出来，是一本很好的科普读物，适合广大群众认识和理解中医药文化。

谨将本书献给广大读者。

林琦远

2024 年 8 月 25 日

序　三

　　当前，中医药发展迎来了前所未有的机遇，凉山州第二人民医院历来重视中医药的发展，中医药事业发端于建院之初，与医院发展同步，以"医药圆融"为主要特色，至如今已有 70 多年的历史。

　　为认真贯彻习近平总书记关于中医药工作的重要论述，全面落实国家、省、州中医药传承创新发展的意见，落实凉山州文化发展大会精神，加强中医药文化建设，作者按《中医古籍整理规范》对《医学正旨》进行了点校，并深入挖掘《医学正旨》的关键点、特色处，将老中医们的独到见解、临床经验及现代研究进展等贯穿其中，以文化建设为重点，编写了本书。本书对充分发挥中医药古籍的价值，促进凉山州文化大繁荣、大发展，向广大群众普及中医药文化知识，具有重要意义。与此同时，本书注重用现代科学原理解读古老的中医药，坚持传承不泥古、创新不离宗，推动传统中医药和现代科学相结合、相促进，守中医内涵规律之正，吸收新时代科技成果，提升中医药理论与实践的时代应用价值与活力，切实把中医药这一祖先留给我们的宝贵财富继承好、发展好、利用好。

　　谨将本书献给广大读者。

李雄

2024 年 9 月 1 日

前　言

中医药古籍是中医药传承创新发展的源泉，2022年4月，中共中央办公厅、国务院办公厅联合印发了《关于推进新时代古籍工作的意见》，其中多处提到中医药古籍，要求加强对中医药古籍的整理和利用。2022年5月，巴蜀中医文献《巴蜀中医文献珍本汇刊》《川派中医名家珍本汇刊》等首次整理影印出版，共收录巴蜀历代中医名家著作160余种。然而，影印出版远远不够，人民群众依旧对这些大部头书籍望而生畏。如何进一步发掘、整理、继承和应用好这些中医文献成果，是摆在中医药人面前的一项艰巨而繁重的任务。

《医学正旨》是近代医家蒲悉生的著作，成书于1912年。该书为临证综合类医书，全书在语言文字表达上具有独特的川派特色，科普性与专业性俱佳，适合普通大众和中西医专业技术人员参考。

蒲悉生认为，医家之要，首在识脉，次在分经认证，三在用药辨方，故《医学正旨》分三卷，首卷为脉诗并解，次卷为六经经络脏腑病证、自拟六经提纲、认六经表证、认六经主脉、分六经主方、六法宜忌、六经合病、六经并病、治温病证脉口诀等歌，三卷选《神农本草经》诸药。对初学中医药者，有直指正道之门，不致入于歧途之功。

为传承创新发展中医药，让更多的巴蜀中医药古籍走进寻常百姓家，我们以传承中医药文化为己任，按《中医古籍整理规范》对《医学正旨》进行点校，在"读经典"与"师承中医"中进行解读，着力编写一本在学术上有一定特色，在临床上有较大实用性，对大众有一定科普性的巴蜀中医古籍整理图书，帮助广大群众进一步认识和理解中医药文化。

由于编者水平有限，书中难免有不足之处，竭诚欢迎广大读者批评指正。

周杨晶

2024年9月

点校说明

1. 原书为竖排繁体字，改为横排规范简化字，并加标点符号。

2. 凡改动底本文字，均出校记说明。

3. 底本中的通假字、古今字、异体字，或改为简化字，或保留原字，酌情出校记。

4. 对书中少数冷僻字词加以注音和解释。

5. 原书中的药物名称、中医术语，部分与今不同，如"症"与"证"，根据实际情况保留原貌或做修改，酌情出校记。

6. 为保持原书面貌，原书可能存在封建迷信的内容仍予保留。某些不合时宜或来源于当今受保护的动植物药（如犀角等），仍予保留，请读者注意甄别，切勿盲目套用。

7. 若底本因纸残致脱文字者，凡能据字形轮廓或医理大体可以判定出某字者，则补其字，或在注文中注明应补某字；若难以判定者，则用虚阙号表示，并尽量在校语中指明其缺失字数。

8. 本次点校以民国八年（1919 年）刻本为底本。

目　录

医学正旨自叙

【原文】

窃医原理学，肇始轩歧术。习卫生，颇关性命。诀藏素问，非经历怎知其奇；法蕴伤寒，非久练莫明其妙。而八卦本五行根源，穷易六经赅万病，气机合天。若不三折其肱①，安能得长沙②之一知半解哉？予资禀③诚朴，志尚简默，好尽性至命之学，慕养气延生之旨。于弱冠④时，知医能保身济人，乃拜好生黎老夫子门墙⑤，蒙授以仲圣⑥分经认证，用药之诀及指览宪章，长沙注翼⑦之书。由得诀以来，笃志勤求，明眸博采，稍有会悟其奥处，以之临证，不敢言效如桴鼓，可告无过于病人也。前住乡问世，愁羊肠跋涉之艰，乃徙居省汇⑧悬壶焉。而一人之精神有限，难于溥及⑨，转思济世以术约，且暂济世以书，久而溥爱将探讨规范秘窍及临证澈效心得，特为著出，以公同好，欲溥其仁心，兼明其造诣，使长沙之道脉长存耳。医家之要，首在识脉，次在分经认证⑩，三在用药辨方。故首著脉诗并解，次作六经经络脏腑⑪病证歌及六经提纲、寒热认表、主脉主方、六法宜忌、温疫口诀等歌，三著神农本草经读顺口语，虽不宏富，于初业斯道者，有直指正道之门，不致入于歧途。而辨脉清晰，无丝⑫毫混淆雷同；分经了澈，无纤微遗漏错杂。熟识神农本草之性味，乃晓经方之神奇。笔为启迪之助，云聊叙数语于编首，志其崖略⑬，实愧不文，贤明谅之。

中华民国元年岁次壬子孟春朔日，蓬溪鉴川氏蒲悉生自叙于锦垣棉花街⑭医馆。

【词解】

①三折其肱：比喻经过多次挫折，慢慢总结，经验也就丰富了。

②长沙：指张仲景，其曾任长沙太守，编撰《伤寒杂病论》。

③禀：原作"秉"，通"禀"，禀性。

④弱冠：指男子二十岁左右的年纪。

⑤门墙：比喻师门。

⑥仲圣：指张仲景。

⑦长沙注翼：疑为《伤寒论翼》，二卷。清代柯琴编撰于1674年。柯琴对前人编集、校注、整理的《伤寒论》持有异议，对《伤寒论》的编次及证治、方药进行了全面探讨。

⑧省汇：省会。

⑨溥及：溥，读 pǔ。本意指广大，假借作"普"。溥及，指普遍、普及。

⑩证：原作"症"，按今例改，下同。

⑪脏腑：原作"藏府"，"藏"通"脏"，"府"通"腑"。径改，下同。

⑫丝：原作"系"，据文意改。

⑬崖略：大略，梗概。

⑭棉花街：老成都城一条东西走向的大街，西起于北打金街口，东止于北纱帽街口，现为蜀都大道红星路口至纱帽街口。

【译文】

我对医学的原理产生了浓厚的兴趣开始学习医术。学习医学知识，对保护生命健康非常重要。《素问》是医学经典，没有亲身经历怎么能理解其中的奥妙；《伤寒杂病论》也是医学经典，没有长时间的实践怎么能理解其中的奥秘。八卦是五行理论的根源，伤寒六经详尽地记录了各种疾病，气机与天地相合。如果没有经历过多次挫折，哪里能得到对医学肤浅的认识。我天资朴实，志向简单，热衷于学习医术，追求养生延寿的目标。二十岁左右，我知道医术可以安身立命、济世救人，就拜入好生黎老夫子的师门，承蒙传授张仲景的分经论证、用药诀窍和医学典籍，如《伤寒论翼》等。自学医以来，坚定志向勤奋探索，眼光敏锐地广泛采取各家的观点，略有一点体会，就尽可能领悟其中的奥妙之处，把它付诸于临床实践，不敢说立竿见影，但对患者来说也没有过失。早前住在乡间，忧于羊肠小道跋山涉水的艰难，于是迁居到省会继续治病救人。一个人的精力是有限的，难以普及世人，辗转思考如何救助更多的人，只有用书籍传播治病救人的医术，才是既长远又能普及的办法。因此，我开始探讨医学规范的问题。特地把治病秘诀、临证心得著成书，公开和大家一起探讨，想把医者仁心惠及世人，同时清楚自己的学问所达到的程度，让张仲景的医学传统得以延续。作为医生重要的首先是辨识脉象，其次是分经辨证，最后是选方用药。因此首先写了脉诗并加以解释，其次又写了六经经络脏腑病证歌诀、六经提纲、寒热认表、主脉主方、六法宜忌、温疫口诀等，然后又写了《神农本草经读》的顺口溜。虽然这些内容并不是很丰富，但对于初学者来说，能够直接指引他们走上正确的道路，避免走入歧途。从此大家能够清晰地分辨脉象，不会有丝毫的混淆和雷同；能够彻底区分六经，不会有半点的遗漏和错杂。熟识《神农本草经》每个药的性味，知道经方的神奇。所写的只是为帮助启发引导，简单地叙述了一些医学知识，希望能够表达我的初衷，如有错漏之处实在羞愧，请大家谅解。

1912年农历正月初一，蒲悉生记于锦垣棉花街医馆。

【解读】

羊有跪乳之恩，人怀养亲惠民之心。张仲景《伤寒杂病论·序》载，由于疫病流行，他的家族原有200多人，自建安之年起，不到10年的时间，就有三分之二死亡，其中大多死于伤寒。为进一步提高伤寒的防治水平，在临床实践中他写下《伤寒杂病论》。学医没有年龄的限制，学中医更是如此。朱丹溪30岁的时候，母亲患病，请了许多医生治疗都没有治好，深深体会到"医者，儒家格物致知一事，养亲不可缺"，于是立志学医，并著有《格致余论》《局方发挥》《本草衍义补遗》《金匮钩玄》等，其门人整理编纂的《丹溪心法》对后世影响较大，朱丹溪被称为"金元四大家"之一。孙思邈《千金要方》载："人命至重，有贵千金，一方济之，德逾于此。"西昌名医刘伯昆曾说："懂药可解人疾苦，知医能祛病延年。"可见学医之重要。《传统医学师承和确有专长人员医师资格考核考试办法》（卫生部第52号令）、《中医医术确有专长人员医师资格考核注册管理暂行办法》（国家卫生和计划生育委员会第15号令）等为中药师、西药师、西医、民间人等学中医并取得执业资格提供了依据。学医之要，在识脉、辨证与用药，柯仪宇名老中医、陈国强州名中医尤尚脉诊。学医之参考书，数不胜数。只要坚持医药互参，医药圆融，蒙以养正，熟读经典，牢固基础，跟师临床，终可学成。

医学正旨卷一

【原文】

医学之高妙，首在识脉，而脉学岂易言乎？古之脉经、脉诀虽多，不失词翰之浩繁，令人难于记诵。即失形象之通泛，反觉不能分清。慨今之业斯道者，寸关尺①三部未谙，浮中沉②九候③莫诊，指法之轻重恍惚，气息之调和错乱，所以阴阳④认错，表里⑤分差，实虚⑥不明，寒热⑦靡定。譬如瞎子夜行，不知门径，岂不动作皆谬哉？因感叹而作二十八脉诗并解。

【词解】

①寸关尺：即寸口的寸、关、尺三部，也就是诊脉的位置，以掌后高骨（桡骨茎突）内侧为关，关前为寸，关后为尺。一般情况下，左关候肝，左寸候心，左尺候肾，右关候脾胃，右寸候肺，右尺候命门。

②浮中沉：切脉时用轻、中、重三种不同的指力，以测候脉象，也就是诊脉的方法。用轻指力按在皮肤上称浮取，又叫"举"；用重指力按在筋骨间，称沉取，又叫"按"；指力不轻不重，或从轻到重，从重到轻，左右推寻称中取，又叫"寻"。

③九候：即左右寸关尺三部，各浮中沉三取，三三合而为九。

④阴阳：阴阳是宇宙万物的始终。阴阳分别代表事物相互对立、统一的两个方面，它无所不指，也无所定指。疾病与病程的各个阶段，一般都可归属于阴或阳的范畴，如一切衰弱的、潜伏的属阴，一切亢盛的、兴奋的属阳，故阴阳是辨证的基本大法。

⑤表里：疾病之病位，不外乎在表、在里及半表半里。表与里是相对的概念，如皮肤与筋骨相对而言，皮肤属表，筋骨属里；脏与腑相对而言，脏属里，腑属表；经络与

脏腑相对而言，经络属表，脏腑属里；三阴与三阳相对而言，三阳属表，三阴属里；从三阴的表里来看，少阴属三阴之表，太阴属三阴之里，厥阴属三阴之半表半里。

⑥实虚：《素问》曰："邪气盛则实，精气夺则虚。"实主要指邪气旺盛，虚主要指正气不足。在临床上，凡机体功能衰退、低下和不足，或维持生理活动的物质缺损所引起的一类证候，称为虚证；凡邪气较盛而正虚不明显的病证，称为实证。

⑦寒热：《景岳全书》曰："寒热者，阴阳之化也。"由于寒热较突出地反映了疾病中机体阴阳的偏盛偏衰、病邪属性的属阴属阳，而阴阳是决定疾病性质的根本，故寒热是辨别疾病性质的纲领。病因、病机、病证、药物等均有寒热之别。《本草经新注》曰："寒指不足，热指有余。"

【译文】

医学的高明和奥妙，首先在于辨认脉象，而脉学是最难以用语言形容的。虽然古代的脉经、脉诀很多，也不失辞藻华丽的著作，但言辞浩大烦琐，让人难以记诵。失去了形象通俗的表达，反而觉得不能分清。现如今，从事医学的人，不精通切寸关尺三部之脉，不探究浮中沉九候之脉，指法的轻重缓急恍恍惚惚，气息的调和错乱不堪，因此不能分清阴阳、表里、实虚、寒热。就像晚上走路，不知道出入口和道路在哪里，所有的步伐难道不都是错误的吗？因有此感慨，故作二十八种脉象的歌诀并加以解释。

【解读】

《医经会解》曰："脉也者，默也。静息宁神，默而识之者也。"脉诊作为中医四诊之一，有"切脉而知之谓之巧"之誉。其作用和意义在于为辨证论治提供依据，姚梅龄将其视为最后把关的诊察手段，"脉理精微，其体难辨"，初学者常有"心中了了，指下难明"之慨，故学习脉诊，要多加练习，从自己和身边的人入手，有病无病皆可，掌握各种脉象的差异。《素问》《灵枢》记载脉象三十多种。中国医学史上现存第一部有关脉学的专书王叔和《脉经》将脉象总结为二十四种，滑寿《诊家枢要》将脉象发展为三十种，李时珍《濒湖脉学》将脉象定为二十七种，李中梓《诊家正眼》曰："疾为急疾，数之至极，七至八至，脉流薄疾。"增入疾脉，合二十八种脉象。后世多沿用二十八脉，分浮脉类（浮、洪、濡、芤、革、散）、沉脉类（沉、伏、牢、弱）、迟脉类（迟、结、涩、缓）、数脉类（数、动、疾、促）、虚脉类（虚、细、微、代、短）和实脉类（实、紧、长、滑、弦）六大类。姚梅龄增加大脉，计二十九种，并从脉率（迟、数、缓、疾）、脉律（促、结、代）、脉位（浮、沉、伏）、脉体（细、短、长、大）、脉力（微、虚、实、弱）、脉势（弦、滑、涩、紧）和复合脉（芤、革、散、濡、牢、洪、动）七方面进行分类，便于体会与掌握。

知识拓展

中医脉诊的原理：切脉之法，始于《难经》，《难经》首创"独取寸口"的脉诊法，后世多以寸口诊法为主，寸口属手太阴肺经，为脉之大会。肺朝百脉，全身气血通过经脉均会合于肺而变见于寸口，故脏腑气血的盛衰可以反映于寸口。临床以左关候肝，左寸候心，左尺候肾，右关候脾胃，右寸候肺，右尺候命门。与此同时，寸口处为桡动脉，该动脉所在桡骨茎突处，其行径较为固定，解剖位置较浅表，毗邻组织较分明，便于诊察。

诊脉时间：《素问》曰"诊法常以平旦，阴气未动，阳气未散，饮食未进，经脉未盛，络脉调匀，气血未乱，故乃可诊有过之脉"，《脉理求真》曰"凡诊病脉，平旦为准，虚静凝神，调息细审"，故诊脉时间常以清晨为佳，因为清晨人机体内外环境相对安静，气血调匀，阴阳和顺，脉象更能反映病情。限于条件和中医夜门诊等的兴起，诊脉不必拘泥于清晨，但必须注意平息、安静，排除大饱、大醉、大怒、剧烈运动后等，如遇到这些情况当休息 10 ～ 30 分钟，待安静后再进行诊脉。汪机曰："若遇有病则随时皆可以诊，不必以平旦为拘也。"如突发疾病，当立即诊脉，刻不容缓。

诊脉体位：在诊脉时，一般让患者端坐在医生的对面或侧面，前臂自然向前展平，手心向上，腕部大致与心脏处于同一水平，在腕下放一松软的脉枕。假如患者不能坐立，可以仰卧，将手放平，最好不要侧卧，因为下面的一臂受压，或上边的胳臂扭转都可能影响血液的运行，而使血管的容积发生改变，而产生脉象的差异，导致误诊。

脉枕：脉枕是中医切脉用枕，形体短小，在切脉时用以托腕，故名。脉枕有木脉枕、布脉枕、瓷脉枕、三彩脉枕、水晶脉枕、玉石脉枕、兽形脉枕等，最常见的为布脉枕。脉枕要柔软，具有一定弹性，高度约为 2.5 cm，压下去的高度以不超过 2.0 cm、不低于 1.6 cm 为宜，以便适合一般成人置腕候脉。

浮　脉

【原文】

浮如木在水中浮，按下层层象可求，抬指冒升消息得，风寒伤表痛先头。

浮脉，如木之浮于水面，搭指按之则脉稍沉下，加重按之则脉愈沉下，全在抬指时辨之。如轻轻抬指，则脉随指涌冒而上，再一抬，又随指涌上，是真浮脉也。若不随指而起，或起而稍漫①，非真浮脉也。

【词解】

①漫：比喻水向四面八方流淌。

【译文】

浮脉如同木头在水中漂浮，层层往下按就可以找到脉象。抬起手指，脉象跟着冒起来就能够分辨，主风寒侵表，首先出现头痛的症状。

浮脉，指下的感觉就像木头漂浮在水面上一样，搭上手指轻按皮肤，脉就会稍微沉下去一点，加重按的力度，脉会再往下沉一点，需要在抬指的时候进行分辨感知。如果轻轻抬指，脉会随手指涌冒而上，再抬又跟着指头往上涌，是真正的浮脉。如果不跟着手指头往上涌，或者虽然往上涌，但是向四面八方流淌，就不是真正的浮脉。

【解读】

《脉经》云："举之有余，按之不足。"轻取的时候很明显，中取的时候不太足，再沉取的时候就更不足，是标准的浮脉。浮脉，脉位高，故按之、重按之出现稍沉下、愈沉下的状态；轻抬指、再抬指出现随指涌上的情况，若不随指涌上或涌上稍漫，就不是浮脉了。《难经》云："浮者，脉在肉上行也。"然肉厚之人、水肿之人，浮脉的诊法当变通。在实际临床中，浮脉浮的程度往往不同。浮、沉、伏三脉属脉位不同的三种脉。浮脉常表现在寸部和关部，尺部浮，则多为肾伤。何梦瑶曰："肥人多沉；瘦人多浮。"《素问》曰："秋胃微毛曰平。"瘦弱的人可出现生理性浮脉。久病之人，脉不当浮而浮者，乃病情好转的表现。在临床上，浮主表，多为表证和外感，浮而有力为表实，浮而无力或浮细、浮弱为表虚。寸浮而关尺不浮，多为外感初起。浮而迟缓，多主风；浮数，多主风热；浮紧，多主风寒；浮滑，多主风痰。高血压、贫血等患者，常出现浮大之脉。

沉　脉

【原文】

沉似泉中石下沉，浮中二候形难寻，象明澈底脉兼病，入里之疴证属阴。

沉脉，初下指，其脉不见于浮分；次重按，于中分求之，其脉始见，然犹不多；再重按，至澈底，其脉之真形显露；抬指，中分如前，浮分仍无，此确沉脉也。喻如石投水，至底乃见，亦沉下不能自起之义。

【译文】

沉脉就像泉水中的石头往下沉，浮取和中取都难以寻找到脉形。只有在明亮清澈的水底才能找到脉形，此脉提示兼有里病，深入内里的疾病属阴。

沉脉，手指轻按皮肤时是感觉不到的；接着加重按的力度，用中等力度寻找，脉象才开始出现，但还是不明显；再加重力度按，到达最底部时，脉象的真实形状才会显露；抬起手指，中等力度和之前相似，轻按皮肤仍然感觉不到脉象，这就是真正的沉脉。沉脉，就像石头投入清水中，要到水底才可以看见，也同石头沉入水底不能自己漂浮起来一样。

【解读】

沉脉，如石投水底，重浊在下。《脉经》云："重手按至筋骨乃得。"沉脉位于筋骨之间，浮分不及，重按于中分，方可触及，但不多，按到底方得之，和缓柔软。沉脉属阴，主脏腑虚衰或邪气阻遏。然男子为阳，女子为阴，阳常有余，阴常不足。女人寸部，男人尺部，出现沉脉，若沉中有舒缓之象，往来调和，为有胃气，属正常脉。生理性沉脉可见于体胖脂多，冬季之正常人。沉虽主里病，然当以有力无力辨虚实，沉而有力为实，如抑郁、痰饮、寒邪、水肿等；沉而无力为虚，如气血不足。

迟 脉

【原文】

迟系寒侵一息三[①]，亡阳暗兆热温谵，欲明表里浮沉辨，也免临疗苦泄探。

人一呼一吸为一息，不病人，一息四五至为平和，以一息而五脏皆至也。此一息而二三至，不及之谓，以至数定脉之名也。

【词解】

①一息三：即一息三至。古人多用呼吸次数计算脉搏次数。一息，即一呼一吸，一呼一吸为 3～5 秒。正常人一般一呼一吸脉搏跳 4～5 次。一呼一吸脉搏跳动 3 次应为迟脉。

【译文】

迟脉多是寒邪侵袭，一呼一吸脉搏跳动 3 次，暗示着阳气衰微欲亡，需用温热之法治疗。想要知道疾病在表还是在里，需要辨别脉的浮沉，这样才能避免在治疗时错误地使用苦泄药。

人一呼一吸称为一息，正常人一呼一吸脉搏跳动 4～5 次为平和，每一呼一吸的气都经过五脏。迟脉一呼一吸脉搏只跳动 2～3 次，达不到正常水平，迟脉是由脉搏跳动的次数而定的。

【解读】

正常人脉搏的次数是 60～100 次 / 分（小儿脉偏快，如婴儿约 140 次 / 分，1 岁小儿约 120 次 / 分，3 岁小儿约 100 次 / 分，5 岁小儿约 90 次 / 分）。柯仪宇名老中医强调，3 岁以上小儿用脉诊，3 岁以下小儿可看指纹，"浮沉分表里，红紫辨寒热，淡滞定虚实，三关测轻重，纹形色相参"，如果脉搏次数在 60 次 / 分以下，称为迟脉。然而也有生理性迟脉，如运动员、体力劳动者等可见迟脉，这是身体强壮的表现。在临床上，寒湿阻滞、邪气内结、癥瘕积聚等实证常出现迟脉；阳气不足、营卫虚弱、虚劳等也可出现迟脉。迟、数、缓、疾属脉率不同的四种脉。

数　脉

【原文】

数脉为阳六七弹，热多在腑治凉寒，先明虚实求无错，遗误夭殃造罪端。

数脉，一息六七至，为太过之候，亦至数定脉之名也。而虚数实数分晰，乃知热之虚实，方无实实虚虚之害，错遗夭殃之讥。

【译文】

数脉是阳脉，一呼一吸脉搏跳动 6～7 次，热多在腑，治疗需要用寒凉的方法。要先明确疾病的虚实，才能准确无误，避免错误用药带来不良后果。

数脉，一呼一吸脉搏跳动 6～7 次，是超出正常的征兆，数脉也是由脉搏跳动的次数而定的。而分辨清楚虚性数脉和实性数脉，才能知晓热的虚实，才不会因为虚实不分而危害患者，造成灾祸而被指责和嘲笑。

【解读】

成人脉搏数大于 79 次 / 分，即为数脉。石强等认为脉搏数 80～95 次 / 分为"略数脉"；90～120 次 / 分为"数脉"。数主热证，内热、外热、实热、虚热皆见数脉，然真寒假热，也可见身热，脉洪大而数，但按之无力，非热证也。在临床上，阵发性心动过速等也可见一时性数脉，也非热证也。数脉有虚实之分，虚性数脉常兼有不足的脉象，如气虚常表现为虚数、弱数、细数、微数或兼中空。实性数脉，如痰饮、湿热、食积、气郁化火等，脉象数而有力。

微　脉

【原文】

微脉诊浮尚未停，轻轻按下难求形，难匀至数难明象，将绝微阳温补灵。

微脉，非细微，乃隐微之义也。隐微者，一片模糊，分之不清，非全无影响，不能定何形象，决何至数。轻按犹见，重按全无，微微茫茫，恍恍惚惚，真微脉也。

【译文】

微脉浮取还在跳动，轻轻按下却难以感知形态。难以准确地计算一呼一吸脉搏跳动的次数和观测到脉象，脉微欲绝需要用温补的药来补充阳气。

微脉，不是细小的意思，是若有若无的意思。隐约微弱到一片模糊，难以分清，并不是完全感觉不到，不能确定是什么形状，无法确定一呼一吸脉搏跳动的次数。手指轻轻按上去就显现了，重按下去仿佛完全没有了，隐约模糊，是真正的微脉。

【解读】

脉搏微弱到若有若无的状态称微脉。浮取依稀可见，中取欲绝非绝，重按起落不明显，至数不清。微脉提示阳气衰弱、气血不足、气随血脱、元阳暴脱等病证。微、虚、实、弱四脉属脉力的不同。

细　脉

【原文】

细如毫发丧真阴，举按丝牵病入深，至息平和生一线，数加必定祸难禁。

细脉，一味细而不大，如丝如发，举之极小，按之不绝。浮沉两候皆有，为真阴虚弱之候。如至数加数，则不治之候矣。

【译文】

细脉像头发一样纤细，代表着真阴不足。轻抬和按下去就像拉动一根丝线，病情往往深入脏腑。只有脉搏跳动的节律保持平和，才有一线生机。如果脉搏跳动加快，必然会带来祸害难以治疗。

细脉，专心体会是纤细而不粗大的脉象，就像丝线和头发一样，手指抬起来时感觉非常细小，但按上去时却连绵不绝。浮取、沉取都会有，是真阴虚弱的一种脉象。如果一呼一吸脉搏次数加快，就是危重难治的细脉了。

【解读】

细脉，脉体如丝之状，非脉力大小，浮沉两候皆有。细脉细而无力，主气血不足，为血虚、阴虚、阳虚、失血等证。《脉诀启悟注释》曰："湿郁脉细，脉必细而有神。"细而有力，沉取越觉有力者，主七情、六淫所伤。细、长、短、大四脉属脉体的不同。

虚　脉

【原文】

虚脉三候力神柔，体大而松自不侔①，若识源头施治易，暑伤血弱辨根由。

虚脉之形神，在浮大无力四字，独此脉惟然，他脉不得混淆也。如诊其脉是浮，体状甚大，以浮而论，又觉其无力之至，是虚脉也。以浮并不如此之大而松指也。

【词解】

①侔：读 móu，齐等也。

【译文】

虚脉从脉诊三候来看力度非常柔和，脉体大而松弛，与其他脉象不同。如果能够找到疾病的根源并进行治疗，就会比较容易，就像夏天暑伤导致血弱需要辨别原因一样。

虚脉的形状神态主要在浮大无力四个字，浮大无力是此脉的独有特征，与其他脉象不相混淆。如果诊出的脉象是浮脉，但脉体形状很宽大，判定为浮脉的话，又觉得太松软无力，这就是虚脉。因为浮脉松开手指时并没有形状很宽大的感觉。

【解读】

虚脉脉搏浮取明显，但柔软无力。古人云："浮以候虚，沉以候弱。"虚脉的关键在于气势虚软无力。迟而无力为阳虚，细数而无力为阴虚火旺，细而无力为血虚阴血不足，浮而无力为表虚，沉而无力为里虚。

实　脉

【原文】

实脉形神壮且雄，诊来九候气全充，三焦热郁癫狂现，火燥痰停审的攻。

实则不空虚之象。诊得三部九候，皆具充实不空虚之状，且气有壮而兼雄之势，则真实脉也。须审胃气有无，决生死之机。

【译文】

实脉的形状雄壮，九候脉诊均充盈坚实。三焦（上焦、中焦、下焦）出现热气郁结，导致精神失常等症状，需要审查并消除体内的火热、燥邪、痰湿，以达到平衡调和的目的。

实脉便是不空洞虚弱的脉象。脉诊得到三部九候都很坚实，没有空洞虚弱的表现，气势雄壮，就是真正的实脉。需要仔细观察胃气有无，这是决定生死的关键。

【解读】

实脉脉搏搏动有力而不空虚，相比于正常人来说不够柔和。陈修园曰："指下坚硬不清，则为邪气之实也。"实脉多为实证，邪气旺盛，正气常有不足或不虚，要四诊合参。陈修园曰"指下清楚和缓，则为元气之实也"，言生理性实脉。《脉义简摩》云"久病脉实者凶"，说明久病、危重症，见实脉，乃阳气衰竭之征，临床当慎之。

长　脉

【原文】

长脉迢迢本位过，疾瘳①必定带柔和，绳牵热郁阳明燥，泄闭滋阴奏效多。

长脉者，过乎寸关尺三部之本位是也。诊脉有竖看，有横看。竖看者，浮中沉之从上及下是也。横看者，从寸循关尺之部位推是也。二十八脉中长短弦三脉，用此横推之看法，余则无有也。如诊三候皆横满吾之三指，长乎部位之外，连连贯贯即是长脉。

【词解】

①瘳：读 chōu，病愈。《狱中杂记》曰："染此者十不一二，或随有瘳。"

【译文】

长脉超过了寸关尺三部本来的位置，疾病治愈后必定柔和，就像是牵着的绳子，代表热邪郁闭、阳明燥热，用清热泄闭和滋阴的方法治疗效果很好。

长脉，超过了寸关尺三部本来的位置。诊脉有竖着看的，也有横着看的。竖着看是指从上而下浮取、中取、沉取，横着看是从寸部向着关尺部位移动。二十八脉当中长脉、短脉、弦脉这三种脉象，都是用这个横看的方法辨别，其他脉象不是。如果浮取、中取、沉取都布满诊脉的三个手指，并超过寸关尺三部之外，呈现连绵不断的状态就是长脉。

【解读】

长脉，相对于脉管长度而言脉体较长，甚至向上超越寸部至鱼际，向下超越尺部。细大短长言脉体，短长从寸关尺横看。长脉主阳热亢盛，当用泄热滋阴之法。《素问》曰："长则气治，短则气病。"长脉，柔软舒缓自如者，表示长寿。短脉，若慢慢变长，则预示病情好转。

短 脉

【原文】

短嫌尺寸两头空，濡滞而艰别动充，食宿酒伤兼气郁，补天浴日救治功。

短脉，形短缩如豆，独关明显，而尺寸两头半有半无，不及三部之本位，而带滞艰无力之象，即短脉也，并不像动脉之气充而力沛也。

【译文】

短脉的尺寸很短，两头都是空的，身体感到沉重而难以行动，为饮食、起居和饮酒伤害了身体，并出现情绪抑郁。可通过补充营养、沐浴阳光来挽救和治疗。

短脉的形状短缩如同豆子，只在关部明显，而尺部和寸部一半有一半没有，不能布满寸关尺三部本来的位置，还带有不流畅、往来艰难、无力的脉象，这就是短脉，并不像动脉一样元气充足而且气力充沛。

【解读】

短脉在指下，仅关部显现，寸前尺后无脉动或不足。《素问》曰："短则气病。"短脉为气血不足之象，主阴亏、精亏、气虚、血虚或痰湿积滞、气郁等证。

弦　脉

【原文】

弦似新张弓上弦，脏肝腑胆细探研，察形大小分衰盛，疟疾癥瘕疝癫[①]愆。

弦者，端直而长，连贯鼓指是也。大似弓弦，小如琴弦[②]，乃肝胆之木旺现象，少阳厥阴之木病使然。此亦横看方确，三部连贯一条直而鼓指，真弦脉也。若直劲而不稍曲，又真脏之死脉也。

【词解】

①癫：读 tuí 。癫疝，指男人阴器连小腹急痛，属疝气的一种。
②弦：原作"絃"。

【译文】

弦脉就像新的弓上面的弦，要仔细探索和研究肝胆是否有病变。通过观察脉形大小来区分邪气的盛衰，常用于疟疾、癥瘕和疝气等疾病的诊断。

弦脉的两端平直而长，连贯地鼓动手指。程度大的就像张开的弓弦一样，小的就像琴弦一样，是肝胆之木旺盛的表现，少阳厥阴之木病也。弦脉也是要横看才能确定，寸关尺三部连成一条直线而鼓动手指，就是真的弦脉。如果笔直有力没有半点弯曲，那是五脏六腑衰亡的死脉了。

【解读】

弦脉如按琴弦，绷得很紧。以脉来端直以长，直上直下，如按琴弦为主要特征。在临床上弦脉有偏弦、略弦、微微弦之别，绷紧的程度不同。生理性弦脉，弦而柔和，应春之肝脉。肝胆气郁、肝风内动、诸痛、痰饮、虚寒等皆见弦脉。弦、滑、涩、紧四脉属脉势的不同。

弱　脉

【原文】

弱软无力在沉中，中候隐微浮分空，精血枯虚形减瘦，速疗或可保其躯。

弱脉之谛，在沉软无力四字上。诊定确是沉脉，而又无力之至，是弱脉也。

【译文】

弱脉沉取时柔软无力，中取时隐约可见而微弱，浮取时什么也没有，提示精气血液不足，身体逐渐消瘦，如果能及时治疗，或许能保住性命。

弱脉的真谛，在沉软无力这四个字上。诊脉时确定是沉脉，但又非常无力，就是弱脉。

【解读】

弱脉，沉软无力，故浮取不明显，中取隐约可见，沉取可得但无力。《濒湖脉学》曰："弱脉，极软而沉细，按之乃得，举手无有。"弱脉与虚脉都是无力的脉象，故云："沉以候弱，浮以候虚。"《灵枢》曰："形充而脉小以弱者气衰。"弱脉提示精血亏虚、阳气不足、脾胃虚弱之证。

滑　脉

【原文】

滑脉真形盘走珠，往来流利滞机无，稍兼疲态生痰祟，女断怀胎不模糊。

滑脉者，三部滑利，毫无凝滞之机是也。喻如盘走珠，妙在走字。言气象流利，妙在流字。默想二字之神情，则得脉之真形也。平人得此，为有胃气，主康强逢吉。若稍兼疲怠而见此，乃气虚生痰之候。妇人得此，怀胎无疑。

【译文】

滑脉的真实形状就像珠子在盘子上滚动一样顺畅，往来流动顺畅毫无阻滞。若出现稍微有些疲倦的状态是人体产生了痰湿。也常用于女性怀孕的诊断。

滑脉，寸关尺三部都很流畅、顺利，没有凝固不流畅的时候。常比喻其如盘走珠，奥妙在"走"字上。说它气象流利，奥妙就在"流"字上。静静地细想这两个字的神态和情形，就可以明白滑脉的真正形态。正常人若得滑脉，是有胃气的征象，代表健康强壮、逢凶化吉。如果稍微有点疲劳倦怠的人见到滑脉，是气虚而生痰的证候。育龄期妇女无病得滑脉，要考虑是否怀孕。

【解读】

滑脉就是异常流利、流畅的脉象，畅通无阻状，不涩也。滑脉类数，初诊感觉脉调较数，但诊脉时间长，感觉又不数。李时珍曰："莫将滑数为同类，数脉惟看至数间。"如盘走珠即举按皆施，不轻不重，应指圆滑，有一种回旋往前走的感觉。滑脉主要出现在关部，其次为寸部，尺部不太明显。代表正常（有胃气）、怀孕、痰饮、湿热、实热之象。正常妇女月经将至，则脉有数疾似滑而不是滑之象，并尤以左尺为甚。

涩　脉

【原文】

涩去无来雨湿沙，无痕浸下会神拿，精枯血少缠绵惧①，时热纯寒暴病嗟。

涩者，不灵活，而见浸下之机是也。喻如雨沾沙，雨沾荷叶，玉盘则有元珠；沾石上土肤，则有湿晕。惟沾沙浸下，痕迹隐微而难察。而此脉之有去无来，见气之有降无升。搭指之间，脉气蹇涩而形见。略候即恍惚不明显，必按下追求，形见如前。指按未动，稍候又恍惚如故。再按追求，而形又见。考其层层浸下，此真涩脉也。

【词解】

①惧：原作"懼"。

【译文】

涩脉像雨水湿润了沙土，但却没有痕迹可寻。精血亏虚，缠绵病榻，时而发热，时而寒冷，是重大疾病来袭的征兆。

涩是不灵活的意思，呈现逐渐下坠的迹象。就像雨水沾到沙子上，或者说落在荷叶上，就像玉盘承载着珍珠；沾在石头上面或浅浅的泥土上，会有湿润的晕圈。只有沾在沙土上，才会逐渐下坠，痕迹隐蔽，难以察觉。涩脉有去无来，如气机有降没有升。刚搭上手指，脉搏气息艰涩不顺的形状就显现，多观测又模糊不明显，必须向下按压才能追寻，形状和之前显现的一样。手指按着不动，稍微等一会儿又开始模糊不清，再按压去追寻，形状又会出现。层层逐渐下坠，这就是真正的涩脉。

【解读】

"弦紧难分，涩脉难候。"涩，艰滞不畅，不流利也。涩脉主精血枯竭、气滞血瘀、湿热阻滞等。而过汗、过吐、过下，由于津液过损，也可见涩脉。妊娠妇女见涩脉，多为血少不能养胎。

芤　脉

【原文】

芤似慈葱中候空，浮沉①两候现形同，诊斯脉态忙医血，姑惜②成劳阴竭终。

芤脉，象如慈葱，以葱之上下有皮而中独空。此脉下指诊于浮候，即见脉形。次按于中候求之，其中空，空并无脉形。再重按于沉候，又见脉形，与浮候无异。抬指中候仍无，浮候脉现如前，是真芤也。

【词解】

①沉：原作"沈"，指沉没，今写作"沉"，径改，下同。

②姑惜：但求目前之安也，守旧也。《医法圆通》云"急宜攻下，不可因循姑惜"。

【译文】

芤脉就像慈葱，中取时是空的，浮取和沉取却是相同的形状。医生在诊断出芤脉时常忙于治血，往往无法及时发现阴气耗竭的迹象。

芤脉的形状就像慈葱，慈葱的上下都有皮，唯独中间是空的。芤脉按下手指浮取就显现脉的形状，接着按压中取仔细观测探索，中间是空的，没有脉的形状，再重按沉取，又可以显现脉的形状，和浮取时一样。中取没有脉象，浮取脉象显现就像之前一样，是真正的芤脉。

【解读】

芤脉浮取明显，重按无力，中取两边弹指而中空。《诊宗三昧》曰："按之旁至，似乎微曲之状。"为失血脱血，气无所归，阳无所附，津液耗伤之候也。

革 脉

【原文】

革如按鼓按难柔，外实中虚理细搜，必为劳伤神不守，夜眠梦寐精遗流。

革者，外实中虚是也。喻如按鼓，以鼓皮之蒙紧，按难稍下不为，按衰则真革脉也。

【译文】

革脉就如按在鼓皮上，一点都不柔软，外面紧实中间空虚，要仔细地去感知。多为虚劳所伤，精神无法内守，在夜晚睡眠时一直做梦、遗精。

革就是外面紧实中间空虚。这就像按压鼓面，鼓皮绷得很紧，按下去很难使其稍微下陷，但如果按下去后鼓面衰弱无力，这就是真正的革脉。

【解读】

革脉浮大而弦紧，中取沉取按之无力，弦紧顿实。革脉主虚劳神伤、血枯精亏、半产、漏下等。古代曾有医家将革脉、牢脉混为一谈，然李时珍曰："革虚牢实，形证皆异也。"

紧　脉

【原文】

紧如转索悟其神，应指参差不一陈，邪入于经寒凝痛，浮沉分别易生春。

紧如转索，而钮动则脉应指不一处，而有参差。顶指之形，必左应一下，右应一下，似索之转动。然而紧脉之形，有不燎然于胸乎。

【译文】

紧脉就像转动的绳索，应指参差不一。主寒凝经脉疼痛，无论浮紧还是沉紧都容易在春天发生。

紧脉就像转动的绳索，扭动后脉应指不在一处，参差不一。如顶在手指上的一样，会左边应一下，右边应一下，就像绳索在转动。这样，紧脉的形状就记在心中了。

【解读】

紧脉，左应一下，右应一下，似绳索之转动，《伤寒论》曰："脉紧者，如转索无常也。"紧脉主寒证、痛证、肠中宿食；也主阳气不足，气血虚弱，不能温煦濡养筋脉；以沉取有力无力加以区别。

散　脉

【原文】

散因搭指乱纷纭，按似花飞难辨分，败坏元阳真气竭，回生妙手不收勋。

散即散乱不收之象。搭指之际，满指皆应，及其一按，恍如杨花飞舞一般，轻轻飘飘，无有涯际，此即散脉之真象也。

【译文】

散脉搭上手指错乱纷纭，按上去就像花瓣乱飞，难以分辨，提示元阳败坏，真气衰竭，即使有妙手回春的医术都救不了。

散是散乱无法收敛的现象。手指搭上去，每个手指都有感应，稍微按一下，突然就像杨花飞舞一样，轻飘飘的，没有边际，这就是散脉真正的征象。

【解读】

散脉脉搏忽大忽小，忽隐忽现，凌乱无比，浮大无力，中取渐空，重按欲绝，至数不清，快慢不均。《脉经》曰："散脉，大而散。"散脉以大脉为基础。《脉诀启悟注释》曰："散主肾败，见则危殆。"散脉主气血衰弱、元阳散脱，也可见于妇女临产前。散而脉来舒缓，有根，有神，有胃气；散而无根，病危。

濡　脉

【原文】

濡炐①无力见于浮，波面浮萍譬喻周，怕按真如绵泡水，平人损寿病难瘳。

濡脉，形象炐软，浮空无力，喻如绵泡水中，轻按则有，重按若无。绵泡水炐极，还有耐按力否？又如萍浮水面，只皮面一层则有，下乃尽水而莫萍也。脉亦如之，此脉并不浮大，浮大则混于虚矣。虚下还有，并不空而毫无，此正分别之处也。

【词解】

①炐：读 pā，四川方言，意为柔软。

【译文】

濡脉柔软无力，浮取可见，就像水波上面的浮萍一样，按下去就像海绵泡了水一样，正常人有此脉示寿命受损，疾病者有此脉示难以治愈。

濡脉的形状柔软，浮取空虚无力，就像海绵泡在水中，轻轻按下去就有，重按就像没有一样。海绵泡了水非常柔软，还有经得住按的力度吗？又像浮萍飘在水面上，只有表面一层有，下面全是水而没有浮萍。脉也是这样，这个脉象并不浮大，若浮大，就和虚脉混淆了。虚脉中取还有，并不是空的一点都没有，这正是两者不同的地方。

【解读】

濡脉脉搏力度不足，大多浮取，脉管呈软绵绵的状态，浮细而无力，中沉两候均不明显。濡脉主内伤虚劳，胃气不充之证。

牢　脉

【原文】

牢脉沉中象固坚，浮中细审未形宣，证宜疝癫血痼忌，叮嘱医家好补偏。

牢者，坚牢稳固之谓。而先诊确是沉脉，于沉中又见有坚牢难拔之基，稳固难摇之致，极坚极实，则牢脉也。若浮分坚实，又革脉也。

【译文】

牢脉沉取脉象坚固，浮取仔细审查则没有形状。证候多属于癫疝，如果是血病，则脉证相逆为忌，医家在用药时要谨慎。

牢代表坚实稳固，如果先确诊是沉脉，沉取又可以见到坚固难以拔出的脉象，就像地基非常稳固难以动摇，坚实至极，这就是牢脉。如果浮取很坚实则是革脉。

【解读】

牢脉之象，牢固坚挺，深藏不露，沉弦实大。沉取坚挺、有力，浮中两候不明显。牢脉主沉寒痼疾，癥瘕积聚之证。治当以温阳为主。

洪　脉

【原文】

洪似江涛阔指潮，阴虚火热上浮烧，呕而胀满单齐现，夏令应时易治疗。

洪者，象洪涛汹涌，有不可遏之状是也。搭指一诊，涌潮吾之满指，按下亦如是。形神不为按衰来盛去微，又不解散，仍是潮涌之势，此真洪脉也。

【译文】

洪脉就像江水波浪翻滚，代表阴虚火热之气上升。呕吐和腹部胀满独立或一起出现，如果是夏天得此脉象则顺应时令容易治疗。

洪脉的脉象就像洪水波涛汹涌，有不可遏止的气势。搭上手指一诊查，仿佛汹涌的潮水布满手指，再往下按也是如此。形状、神态都不会因为用力按而变为衰弱，来时气势盛壮，去时衰微，又不会散去，仍然是一副潮水涌动的气势，这就是真正的洪脉。

【解读】

洪脉大而有力，气势汹汹，如同洪水一般。洪脉主热盛、阴虚火热之候，为夏日心之常脉。

伏　脉

【原文】

伏脉推筋着骨寻，热潜阴极务分斟，热潜邪闭汗深战，阴极扶阳温热钦。

伏者，藏伏于筋骨之内是也。先诊以三候之法，毫无脉象，脉形可察，不可遽①谓无脉，必推筋着骨，而后脉之形迹至数始明，此乃伏脉也。

【词解】

①遽：读 jù，急速。王清源《医方简义》曰："知脉而遽谓脉最取此以之第一气。"

【译文】

伏脉要推动筋肉循着骨头去寻找，热气潜伏阴寒至极，务必仔细区分斟酌。热邪潜伏、邪气阻遏阳气，需要通过正邪相争来出汗，阴寒内蕴则应该通过服用温热性质的药物来扶持和增强阳气。

伏脉是指脉搏隐藏在筋骨之中。在初次诊断时按照三候的方法，虽然看不到明显的脉象，也观察不到脉搏的形态，但不可以草率地说没有脉搏，必须推动筋肉循着骨头去寻找，随后，脉的形态踪迹和跳动的快慢逐渐呈现出来，这就是伏脉。

【解读】

伏脉，潜伏之脉也，比沉脉更沉的脉，位置更深，需重按推筋至骨始得。伏脉见于实证，多为风、痰、热、暑、湿等郁闭在内，中风之象；见于虚证，多为阳气虚衰而生内寒之象。

促 脉

【原文】

促因见止数中名，热伏幽深药贵清，泄蕴辛凉寒共苦，辛温辛热祸非轻。

促脉者，是急促之义也。如据三候诊之的系数脉，而中见止机，又无定准，或十数至一止，或几十至一止，真促脉也。

【译文】

促脉为脉搏跳动得很急促且会有停顿之脉，热邪隐匿在深处，用药贵在于清，宜用清泄蕴热和辛凉苦寒之药，辛温和辛热的药物会带来不轻的祸患。

促脉是指脉搏非常急促。如果根据三候诊断的脉象发现是数脉，但中间会有停顿，又停顿得毫无规律，有时可能跳十多次停顿一次，有时可能跳几十次才停顿一次，这就是真正的促脉。

【解读】

脉搏数中一止，止无规律就是促脉。促、结、代三脉属脉律的不同。促脉主热证，多见于高热不退，神昏谵语，五郁化火，怒气上冲之证；也有主痰、主瘀、主心气亏损，如肺心病，治当以温。

结　脉

【原文】

结脉迟中见止机，阳微阴积补温宜，甚微审结分挣聚，外内浮沉辨莫疑。

结脉者，是结涩不调之谓也。定诊系迟缓脉，而现结涩不畅之止机，或数至一止，或拾数至一止，是结脉无疑矣。

【译文】

结脉的脉搏跳动得非常缓慢，且中间会有停顿，阳气微弱、阴气积聚，治疗应该以温补为主。要非常仔细地体会结脉的脉象，疾病在外、在内要用浮沉去分辨清楚，不能含糊不清。

结脉指的是脉搏紧绷不顺畅的情况，通过触诊脉搏可以发现脉搏节律缓慢，是迟缓脉，同时出现紧绷不畅的停顿，可能跳数次出现一次停顿，也可能跳数十次出现一次停顿，这就是结脉没错了。

【解读】

脉搏迟中一止，止无规律就是结脉。结脉主虚证，常见于心气血虚弱，脉气不能接续；也主实证，常因实邪阻滞脉气运行，如气滞血瘀、饮食内停、寒邪阻滞等。结脉者心电图可见期前收缩，常见于冠心病、心绞痛等心脏病。

动 脉

【原文】

动合滑短数三形，战摇之机不静宁，作痛司惊抟结病，诊临审慎延人龄。

动脉，战战动摇之谓。而此脉之部位短至数，数形滑利，会合而成。战战动摇之情形，现于脉象，而诊者明于指下，非动脉乎？

【译文】

动脉结合了滑脉、短脉、数脉三种脉象的形状，摇动难以保持安静宁和，主身体疼痛和惊恐这一类的病证，经过仔细的诊断和审慎的治疗，可以延长人的寿命。

动脉是指脉搏摇动的样子。动脉的位置很短，跳动很快，流动顺畅，由多个脉象会合形成。脉象中出现摇动的情况，而诊断者可以通过触摸指尖下的脉搏来判断，这不就是动脉吗？

【解读】

动脉，滑短数复合也，《诊宗三昧》曰："动脉者，厥厥动摇，指下滑数如珠，见于关上，不似滑脉之诸部皆滑数流利也。"动脉多见于关部，临床少见，主要出现在非窦性心律的患者身上，与阴虚阳亢、惊恐、瘀血、痰饮等息息相关。《伤寒论》曰"动则为痛"，《金匮要略》曰"动即为惊"。

代 脉

【原文】

代脉平和见止停，调匀呼吸息中聆，能符定数毫胡乱，不利平人胎孕宁。

代者，替代也。而此脉之诊，系不浮不沉、不迟不数、不大不细、不长不短、平和之脉，而见止机结促之止，止而暂即来，此脉之止，止必久方至，如寻得代替，方应而然，而且止有定数，或二十至一止，或三四十至一止，必如数方止，不如数不止者，此真代脉也。

【译文】

代脉脉动平和且会有歇止，需调匀呼吸静心去感受。停止有规律，不能自行恢复，出现代脉，不利于胎儿的健康和孕妇的安宁。

代是替代的意思。而代脉的诊断，脉搏既不浮也不沉、既不慢也不快、既不大也不小、既不长也不短，是平和稳定的脉象，结脉和促脉的停止，停止时间短暂，会自行恢复，代脉的停止，停止的时间比较长，如果找到了替代的力量，又重新恢复跳动，而且歇止的次数是有规律的，可能是跳二十次才停止一次，或者跳三四十次才停止一次，必定按照规律停止，不是没有规律的停止，这就是真正的代脉。

【解读】

脉搏动中一止，且止有规律就是代脉。代脉为结脉的病情进一步发展，代表病情凶险。《脉经》曰"脉结者生，代者死"，即是此理，然死并非不治也。无论是代脉、结脉还是促脉，只要重按不绝，尺部有力，即为有根、有神、有胃气、无大碍。代脉也可为常脉，指脉象的更替，妊娠三月见代脉，是为常脉，而不是出现间歇。

缓　脉

【原文】

缓因不迫甚从容，呼吸通和脏脏逢，未轴经丝鸡践地，舒徐之譬悟诸胸。

缓者，和也，有从容和畅之象。其息四至，有舒徐不迫之致。喻如丝在经，不卷其轴，言织丝缓而不速，以形不迟不疾之态。又如鸡践地，步武[1]纤徐[2]，亦和而不迫之情。将此二喻悟澈，自得缓脉之神，可达病愈[3]之徵[4]。

【词解】

①步武：步伐，脚步。

②纤徐：从容缓慢之意。

③愈：原作"喻"，据文意改。

④徵：读 zhēng。"徵"始见于西周金文，本义为征召，引申指征求，又引申为征收、征取。还表示迹象、现象，引申指证明。

【译文】

缓脉，不急迫，非常从容，呼吸顺畅，脏腑相合。像在轴上不紧绷的丝线，像鸡悠闲地走在地上，这种不急不缓的状态，需慢慢地在心中领悟。

缓指的是慢慢的、不急躁的状态，有从容和畅的征象。一呼一吸脉搏跳动四下，有舒缓而不紧迫的感觉。就像丝线在织布机上，不紧绷在轴上，是说编织丝线缓慢而不急促，以一种既不慢也不快的状态进行。又如鸡在地上行走，步伐小而从容缓慢，表现出平和而不紧迫的性情。通过理解这两个比喻，就可以领悟到缓脉的精髓，是病情好转的征兆。

【解读】

缓脉有三层含义，一是正常脉象，不浮不沉，不快不慢，从容和缓之意，如《景岳全书》曰："缓脉有阴有阳，其义有三，凡从容和缓，浮沉得中者，此是平人之正脉。"二是脉率缓慢也，一般以 60 ～ 69 次 / 分为标准，与迟脉相类似，但阻滞的程度较轻。《脉经》云"缓脉，去来亦迟，小快于迟"，多为脾虚湿盛证。三是怠慢无力之脉，多为虚证，如脾虚气血不足之证。前者为正常脉，后两者为病脉。

大 脉

【原文】

大脉原来后哲增，长牵弦直不同称，洪潮涌阔当分辨，粗壮形为病进徵。

大者，大呕不细之谓，言其脉象之大，有如粗藤壮索之形者是也。长脉是牵长过于本位，弦脉是一根弦直，洪脉是水之潮涌而阔，而此脉是形状之大，自与诸脉有别而不同也。

【译文】

大脉是后世的先哲在原有脉象的基础上新增的。长脉牵长，弦脉端直，各不相同。洪脉汹涌和壮阔，犹如洪水，需要分辨清楚，过于粗壮的大脉可能是疾病进展的征兆。

大是粗大而不纤细的意思，大脉的脉象非常粗大，就像粗壮的藤蔓和绳索一样。长脉是指太长超过正常位置的脉象，弦脉则像一根端直的琴弦，洪脉则像洪水，汹涌而壮阔。而大脉则是形状上的巨大，与其他脉象有所不同。

【解读】

脉体宽大者，与细脉相对，称为大脉，非洪脉的波涛汹涌。常因正气亏虚或邪盛病进。《素问》曰："大则病进。"《诊宗三昧》曰："病久气衰而脉大，总为阴阳离绝之候。"大而有力为邪盛，大而无力为虚劳。高血压患者大多见寸脉浮大，特别是右寸。

【原文】

以上二十八脉，首次形象如七绝，使好记诵，恐有未明显处，后复赘数语，俾解明晰，最易透晓。虽不如前贤脉经之繁富，颇不雷同通泛。初学熟读照谙，较脉经善于分认清澈，不无启迪之补云。

【译文】

以上二十八种脉，首次将脉象用七绝的方式呈现出来，便于记忆和背诵，但可能还有一些表述不太明白的地方，后面又加了一些额外补充的语言，以便更加清晰地解释，易于大家理解。虽然不如前辈们的脉经那样繁复丰富，但也有一些不同之处。初学者熟读后会逐渐了解脉学的奥秘，相比脉经更容易分辨和认清脉象，具有一定的启发作用。

【解读】

脉诊是中医诊断的核心，古有悬丝诊脉之说，然而中医强调四诊合参。四诊合参就是中医在看病时通过望、闻、问、切四诊收集患者病情资料，综合判断，参照互证，以便全面、准确地辨别疾病的病性、病位、病因和预后转归等情况，减少误诊。大多数疾病均需要四诊合参方能做出正确的诊断，不可否认，也有少数疾病可仅凭脉诊做出诊断。随着现代科学技术的发展，现代医学的诊断技术可作为中医四诊的延伸，为中医所用。

医学正旨卷二

六经经络脏腑病证歌

太阳寒水经

【原文】

三阳经络首太阳，内由心胸上脑傍，前至头颅后头项，肩膊背脊与腰房，下及手足周身上，膀胱包络暨小肠。太阳经络说明朗，脏属心肺再分张。神藏心内窍舌上，主言主笑是其常，包络属火为臣相，代君行令出汗浆。肺藏魄兮窍鼻讲，主闻主哭嚏上飏，统摄营卫毛窍凼①，为开主表细思量。从本从标是两样，证有经腑变莫忘。

【词解】

①凼：读 dàng，原作"迖"。

【译文】

三阳经之首为太阳经，太阳经内部从心胸开始向上到脑旁，前面到达额颅，后面到达头项，外部从巅顶开始，向下过肩背及腰到达足部周身，向内到达膀胱、小肠而闭合。要把太阳经说清楚，首先要明白太阳经在脏属心和肺。心藏神，在窍为舌，主宰言语、喜乐等神志，心包络为相火，代君行令，主汗。肺藏魄，在窍为鼻，主闻，主哭，司呼吸，统摄营卫毛窍，从开阖枢理论讲，为开主表要仔细体会。从本从标各不相同，太阳病证包括经证和腑证两类，切不能忘记。

【解读】

六经与经络、脏腑、营卫气血、三焦等有着密切的联系。程门雪曰："离开经络而谈六经，其弊也浅；分割《伤寒论》与《黄帝内经》中之六经为两回事，其弊也拘。"《伤寒论》全面继承了《黄帝内经》的六经理论，并记载了营卫气血与六经的关系。六经，即太阳经、阳明经、少阳经、太阴经、少阴经、厥阴经。前三者合称为三阳经，后三者合称为三阴经。《诸病源候论》曰："太阳者，膀胱之经也，为三阳之首……阳明者，胃之经也，主于肌肉，其脉络鼻入目……少阳者，胆之经也，其脉循于胁，上于颈耳……太阴者，脾之经也，为三阴之首……少阴者，肾之经也……厥阴者，肝之经也……"以经络解说伤寒病机。柯琴《伤寒论注》《伤寒论翼》《伤寒附翼》（合称《伤寒来苏集》）等进一步传承了三阴三阳与脏腑紧密联系的思想。周文瑞主任医师对六经颇为推崇，无论是在诊断上还是用药上都贯穿着六经的思想，用于皮肤病的诊治，疗效颇佳。

太阳经主一身之表，故太阳经居三阳经之首，为六经藩篱。《伤寒论翼》指出太阳寒水经内部从心胸开始，外部从巅顶开始，前面到达额颅，后面到达肩背，向下到达足部，向内到达膀胱而闭合。《素问》曰："背为阳，阳中之阳，心也；背为阳，阳中之阴，肺也。"曹庭栋《老老恒言》曰："背为阳，心肺主之。"太阳经之气出入于心胸。太阳经主一身之表，肺主皮毛，是六经的最外层。太阳主营卫，司开合，肥腠理，卫外而为固，具有卫外的作用。从开阖枢理论来讲，太阳为开。从标本中气理论来说，太阳从标。太阳病证主要有太阳经证和太阳腑证两大类。

【原文】

勒笔且将经证讲，头痛项强与脊强，发热恶寒如疟样，鼻鸣干呕暨发黄，身疼腰痛及身痒，嚏咳喘噎面赤扬，骨节疼痛烦躁[①]象，辨邪虚实勿荒唐。无汗脉紧属实讲，有汗脉缓虚邪防。

【词解】

①躁：原作"燥"，按今例改，下同。

【译文】

首先讲太阳经证，出现头痛项强、脊强、发热恶寒似疟疾、鼻鸣、干呕、发黄、身疼、腰痛、身痒、喷嚏、咳喘、呃噎、面赤、骨节疼痛、烦躁等症状，有虚实之辨。无汗，脉紧为实；有汗，脉缓为虚。

【解读】

太阳病证的重点在经脉和体表。太阳中风证以发热、汗出、恶风、头项强痛、脉浮缓等为主要临床表现，为表虚，用桂枝汤治疗；太阳伤寒证以恶寒发热、无汗而喘、全身疼痛、脉浮紧等为主要临床表现，为表实，用麻黄汤治疗；邪郁于表，以发热恶寒、阵发如疟状、身痒、面赤为主要临床表现，用桂枝麻黄各半汤、桂枝二麻黄一汤小发其汗；表有小邪不解，里有轻度郁热而兼见烦躁者，用桂枝二越婢一汤清散外邪，兼清郁热。总之，太阳病证有虚实之别。皮肤病，在太阳经者多，故麻黄汤、桂枝汤，周文瑞主任医师常用之，药量少，效果佳。周文瑞主任医师指出"中医药就像打开疾病治疗的钥匙一样，辨证对了，钥匙就对了，病就很容易好""中药就像杠杆一样，在用西药的同时，用中药杠杆轻轻撬一下，病就治好了"。

【原文】

经证从本腑证讲，小腹鞕①满与如狂，口渴燥烦不眠况，蓄水蓄血辨有方。蓄水小便不利朗，脉上见浮是主张，腹鞕小便自利朗，脉若见沉蓄血殃。

【词解】

①鞕：读 yìng，同"硬"，坚。"鞕"为"坚"的避讳改字。

【译文】

太阳经证从本。太阳腑证出现小腹硬满、发狂、口渴、烦躁、不眠等症状，有蓄水、蓄血之别。蓄水，小便不利，脉浮。蓄血，腹硬，小便自利，脉沉。

【解读】

太阳腑证属太阳病的里证，病变的重点在太阳之腑，分为两类。其人如狂，小腹硬满，小便自利，脉沉，为太阳蓄血证，病在血分；其人口渴，烦躁不得眠，脉浮，小便不利，水入即吐，为太阳蓄水证，病在气分。蓄水证宜利小便，治以五苓散外疏内利，表里两解。蓄血证宜下瘀血，治新瘀轻证以桃核承气汤泄热化瘀，旧瘀重证用抵当汤（九）破血逐瘀。然而，程钟龄《医学心悟》称太阳蓄水为太阳膀胱腑证，太阳蓄血为太阳病兼证，并不相提并论。

【原文】

腑证从标变证讲，汗下太过把正伤，钻入少阴阴化象，表里相通未变常。下利清谷厥冷样，漏汗叉手冒心旁，心悸心下痞鞕胀，四肢微急屈伸僵，头眩头摇身瞤①像，振振战摇擗②地将，脐悸奔豚气冲上，从本温邪把正襄。汗下失宜现燥象，传递阳化阳明乡，大汗大渴大烦象，身热恶热潮热彰，舌上干燥话难讲，热炽伤阴清下良。

【词解】

①身瞤：瞤，读 shùn。身瞤，即身体的肌肉掣动。

②擗：读 pǐ，通"躄"，仆倒。振振战摇擗地，即身体颤抖，站立不稳，时时欲仆倒在地之状。

【译文】

太阳腑证从标。太阳变证是因发汗太过使正气受损，邪气入少阴，表里相通，产生各种变证。出现下利清谷、四肢厥逆、漏汗、叉手冒心、心悸、心下痞、四肢屈伸不利、头眩、头摇、肌肉掣动、颤抖、惊悸、奔豚气上冲等症状，用温法扶助正气。汗下失宜，热炽而伤阴，阴伤而入阳明化热，出现大汗、大渴、大烦、身热、恶热、潮热、舌燥、语难等症状，热邪伤阴用清法。

【解读】

若太阳表邪未解之时，或失治、误治，或发汗太过，或误用吐法、下法，邪气可以传入他经，出现变证或坏病，如转虚、转实、懊恼、结胸、痞证、火逆、风湿等。

阳明燥金经

【原文】

二阳经络说阳明，内自心胸由胃行，下至大肠外额颅，印堂鼻堂咽出唇，目眦①由面以至腹，下及手足经络寻。腑属胃府②通三脘，善纳水谷呵欠呈。不从标本从中见，为阖主里贵察情。

【词解】

①目眦：原作"目丝"，据文意改。
②胃府：太仓，脘腹，是指胃脘部及腹部。

【译文】

三阳经之二为阳明经，在内自心胸到达胃，再向下至大肠，在外从额颅开始，经过印堂、鼻、咽、唇、目眦到达腹，再向下到达手足。在腑属胃，通上脘、中脘、下脘，善纳，腐熟水谷，出现打呵欠的情况。阳明经不从标本从乎中，为阖，主里，贵在观察实际情况。

【解读】

《伤寒论翼》指出阳明经内部从心胸到达胃和肠，外部从额颅开始，从面部到达腹部，向下到达足部。阳明经统属足阳明胃经和手阳明大肠经两条经脉，两经分别属胃和大肠腑。胃分为上、中、下三脘。胃主受纳，中气旺则胃降善纳，善纳则水谷腐熟，为气血生化之源。从标本中气理论来说，阳明不从标本，从乎中。从开阖枢理论来讲，阳明主阖。

【原文】

临证虽分经腑变，缕晰且将经证陈。身热目痛鼻干冗，不得眠睡恶热形，舌苔①耳肿与腹满，咽干口渴苦燥并，头项几几有无汗，气冲咽喉邪上凌，烦躁懊憹②无其奈，愦愦③怵惕④心竭神，已罢未罢太阳证，头痛寒热有无分，言罢经病瘥⑤再及腑。提笔且将腑证云，手足腋下漐然汗⑥，谵语腹满潮热生，大渴大烦而兼燥，自利清水色纯青，足挛急与食欲吐，大便鞭闭发哕真，小便或数或不利，发黄遗溺病转深。欲明三阳寻来路，变证大略把胃温。

【词解】

①苔：原作"胎"，舌苔。
②懊憹：读 ào náo，指心胸烦热，闷乱不宁之状。
③愦愦：读 kuì kuì，烦乱，烦闷，忧愁。张介宾云："愦愦，心乱也。"
④怵惕：读 chù tì，恐惧警惕。
⑤瘜：读 dēng，疑为"证"。
⑥濈然汗：由阳明病内热引起的蒸热汗出，是连绵不断的、一阵接一阵的微汗出。与"大汗"相对。

【译文】

临证虽分经证、腑证和变证，但需先详细而清楚地陈述经证。出现身热，目痛，鼻干，不得眠，恶热，耳肿，腹满，咽干，口渴，口苦，烦躁，头项几几，有汗或无汗，逆气上冲咽喉，邪气上凌，烦躁、烦闷、无奈感，忧愁，恐惧警惕，心竭神疲等症状，有太阳证已罢、未罢之别，有头痛有无与寒热之分，陈述完经证，再说腑证。提笔再将腑证陈述，出现手足腋下濈然汗出，谵语，腹满，潮热，大渴，大烦，烦躁，自利清水，足挛急，食入欲吐，便秘便硬，呕吐，小便数或小便不利，发黄，遗溺，病情加重。要明白太阳阳明、正阳阳明、少阳阳明的区别，变证的治疗大法是温胃。

【解读】

凡太阳病未愈，病邪逐渐亢盛入里，内传阳明或本经自病而起邪热炽盛，伤津成实所表现的证候，就是阳明病证，其有经证和腑证之别。阳明经证主要表现为身大热，汗大出，口大渴，脉洪大"四大证"。有太阳证未罢和太阳证已罢之区别。太阳证未罢，兼见头痛恶寒等，自汗出，脉缓，桂枝汤证；太阳中风，皆见项背强几几，桂枝加葛根汤证；无汗，脉浮，麻黄汤证；太阳病，项背强几几，无汗，恶风，葛根汤证。太阳证已罢，无头痛恶寒，但见壮热口渴，为阳明经之本证白虎汤证。阳明腑证以日晡潮热，脐腹胀满，甚则神昏谵语，不大便为主要特点。临床常用三承气汤，痞满燥实用大承气汤，痞满用小承气汤，燥实用调胃承气汤。湿热郁蒸，小便不利，身必发黄，属茵陈蒿汤证。

少阳相火经

【原文】

第三经络是少阳，心膈至咽出口傍，颊上耳目耳前后，侧至眉棱骨角藏，斜上巅外下胁肋，内合肝胆三焦详，此是少阳经络界，脏肝腑胆漫表扬。肝藏魂兮窍在目，主怒主呼主血囊，主筋筋余乃在爪，发为血余细思量。为枢从本和解治，证分经腑变三行。

【译文】

三阳经之三是少阳经，由心膈至咽部出口旁，到颊上，耳目耳前后，侧至眉棱骨角，斜上到达巅顶，外下胁肋，与内部肝胆三焦相对应，这就是少阳经的界线，在脏属肝，在腑属胆。肝藏魂，在窍为目，主怒，主呼，主血，主筋，筋之余在爪，发为血余，仔细思量，主枢，从本，用和法治之，证分为经证、腑证和变证。

【解读】

《伤寒论翼》指出少阳相火经由心到咽部，退到面门两侧脸颊位置，向上到达耳目，斜行到达巅顶处，外部从两胁开始，对应内部的脏腑肝胆。张景岳《类经》注说："肝藏魂，故为魂之居；爪者筋之余，故其华在爪，其充在筋。"现代有以爪甲变化来诊治肝经疾病者，其理论来源于此。从开阖枢理论来说，少阳为半表半里主枢。从标本中气理论来讲少阳从本。少阳证分为经证、腑证和变证。

【原文】

经证口苦咽干兀，耳聋胁痛病侧旁，往来寒热目眩晃，默默不欲食粥浆，胸胁之虚若痞胀，心下坚实满鞕彰，心烦口眼窝斜象，身如角弓而反张，口渴肢节烦疼状，转侧不利卧牙床[1]，呕微胸胁虚火尚，呕盛心下实火殃，半表经证说明朗，半里腑证说行藏。外有往来寒热像，寒热相持于中央，痞痛利呕辨清爽，掣烦定惊[2]是治方。变证当要细参仿[3]，随证救逆返平康。

【词解】

①牙床：床的一种。

②掣烦定惊：掣，读 chè，指除烦定惊。《冯氏锦囊秘录》云："惊掣烦谵。"

③仿：原作"做"，同"仿"，效法。

【译文】

少阳经证，出现口苦、咽干、耳聋、胁痛、往来寒热、目眩、默默不欲食、痞胀、心下坚、心烦、口眼歪斜、角弓反张、口渴、肢节烦疼、不得卧、呕逆、胸胁虚火、心下实火等症状，属半表的经证已经说清楚了，属半里的腑证也应被明确地阐述。腑证外有往来寒热，相持于中央，痞、痛、利、呕要辨别清楚，治当除烦定惊。变证应当仔细辨别，随证救逆，从而使患者恢复健康。

【解读】

邪犯少阳，则枢机不利，以往来寒热，胸胁苦满，默默不欲饮食，心烦喜呕，口苦，咽干，目眩，脉弦为主要表现。邪犯少阳，邪正交争，故往来寒热；邪热壅于少阳，经脉阻滞，气血不和，则胸胁苦满；肝胆疏泄不利，胃失和降，则呕吐不欲饮食；胆火上炎，灼伤津液，故口苦、咽干；肝胆气机郁滞，故脉弦。少阳经证有虚火和实火之分，往来寒热于外，胸胁苦满，默默不欲饮食，心烦喜呕为虚火，小柴胡汤主之。寒热往来于外，心中痞硬，郁郁微烦，呕不止，为实火证，大柴胡汤主之。太阳少阳合病，肢节烦痛，柴胡桂枝汤主之。伤寒未解，又出现胸膈满闷呕吐，此是伤寒过经而邪传少阳，日晡所现潮热，病邪传入阳明，此腑实燥结，微利者，非下利之证，乃为热结旁流之证，治当柴胡加芒硝汤。少阳主寒热，属于半表半里，半表属于经，寒热往来于外；半里则为腑，寒热互搏于中，则为痞、痛、利、呕等证。常用诸泻心汤、黄连汤、黄芩汤等。

太阴湿土经

【原文】

三阴经络太阴详，自腹由脾及二肠，魂门已过络中脘，布罢胃脘①上膈旁，由膈而上入咽嗌，太阴经络记莫忘。脏属脾兮脾藏意，开窍于口主智藏，主味四肢主营卫，善噫②为开从本昂。

【词解】

①脘：原作腕，据文意改。

②善噫：噫气频频，噫气不除也。

【译文】

三阴经第一是太阴经，自腹经过脾及大小肠，到魂门，过中脘、胃脘上膈，入咽嗌，不要忘记太阴经的循行。太阴经在脏属脾，脾藏意，开窍于口，主藏智，主味，主四肢，主营卫，噫气频频，为开，从本。

【解读】

《伤寒论翼》指出太阴湿土经从腹部经过脾及大小肠的魄门。脾藏意，主藏智，脾开窍于口，与人的饮食、口味等有关。其华在唇，在体合肌肉、主四肢，在志为思，在液为涎，为营卫之源。太阴经统属足太阴脾经和手阳太阴肺经两条经脉，两经分别属脾和肺两脏。从开阖枢理论来说，太阴为开。从标本中气来说，太阴从本。

【原文】

证有阳化阴化别，治有汗下温法良。阳化阳经传来是，四肢烦疼潮热彰，腹满时痛胸结鞭，嗌干便鞭及发黄，脉浮还是要发汗，桂枝加芍加黄汤，兼大实痛脉牢实，下之为治作主张。直中本经为阴化，上吐下利大提纲。食不下咽腹满痛，手足自温不饮浆，四肢厥逆烦疼甚，下利清谷邪下戕，脉微欲绝须即治，主温带固把正匡。

【译文】

太阴证有阳化、阴化之别，治宜汗、下、温三法。阳化，就是从阳经传来，出现四肢烦疼、潮热、腹满时痛、胸下结硬、嗌干、便硬、发黄、脉浮等症状，还是要通过发汗来治疗，用桂枝加芍药汤或桂枝加大黄汤，兼有实、痛、脉牢等实证，用下法来治疗。直中本经就是阴化，以上吐、下利为提纲。出现食不下、咽痛、腹满、手足自温、不饮、四肢厥逆、烦疼、下利清谷、脉微欲绝等症状，须立即治疗，用温法以扶正。

【解读】

太阴病证以腹满而吐，食不下，时腹自痛，口不渴，脉沉缓而弱为主要表现。脾土虚寒失于健运，寒湿内生阻滞气机则腹满；脾胃虚寒，升降失常，故呕吐下利而食不下；寒邪内阻，气血运行不畅，故腹痛；寒湿下注则腹泻；下焦气化未伤，津液尚能上承，故口不渴。可由三阳病治疗失当，损伤脾阳所致；也可因脾气素虚，寒邪直中而起病。有阳化、阴化之别。病入太阴阳化，用桂枝加芍药汤；大实痛，用桂枝加大黄汤。阴化，当温之，宜四逆辈，理中汤、理中丸主之。太阴寒湿发黄，可用茵陈术附汤等治之。脾胃虚寒呕吐，可用吴茱萸汤。

少阴君火经

【原文】

经络脏腑说少阴，自腹内肾外肾①萦，膀胱溺道与腰脐，四肢骨节暨命门，以及舌本与咽喉，少阴经络地面呈。脏属肾兮窍开耳，藏精主志主声音，又主于听且主骨，齿为肾标骨余明。为枢从标并从本，水化火化虽要分。

【词解】

①内肾外肾：内肾，即肾脏；外肾，即肾囊。

【译文】

从经络脏腑来谈少阴，少阴从腹到两肾、膀胱尿道与腰脐，四肢骨节和命门，以及夹舌本，循咽喉，少阴经络以地面为界。在脏属肾，开窍于耳，肾藏精，主神志，主声音，又主听，主骨，齿为肾标，骨之余。为枢，从标，并从本，有水化、火化之别。

【解读】

《伤寒论翼》指出少阴君火经从腹部到两肾及膀胱尿道。肾藏精，精舍志，肾在志为恐，恐则神不安，神不安，则气不足。血不和，肾气则亏虚，志不藏也。志者毅力也。肾和则闻五音，肾虚则耳鸣、耳聋。齿为肾标骨余，须禀水为寒水，络膀胱。少阴经统属足少阴经脉及肾，手少阴经脉及心，外应骨节，阴阳之根，精神之宅。少阴主枢，从标，少阴主心肾两脏，同具水火，因而可以从水化为寒，从火化为热。

【原文】

救阴回阳有两等，回阳温汗交阳阴，救阴攻邪与补正。水化为寒脉细沉，欲吐不吐背寒盛，欲寐不寐是病情，口中和与利清谷，小便自①利厥冷深，干呕咳吐面赤喷，咽痛腹痛腰痛疼，蜷②卧气喘身体痛，烦躁欲死吐水清，膝胫③拘挛及吐血，下利不止诸证赓，内寒外热以上证。若是火化内热生，脉沉细数烦躁甚，欲寐难卧是病根，下利清水口热噤，不能语言难出声，咽痛生疮心烦闷，胸满咳渴呕频频，腹痛小便色赤应，剧则不利腹胀盈，口燥舌干上热甚，大便浓血下热真。惟有此经多死证，医须识此贵酌斟。

【词解】

①自：原作"白"，形误。
②蜷：读 quán，原意是虫类弯曲或折叠身体。指身子蜷缩。
③膝胫：小腿。

【译文】

救阴回阳之法有两种，回阳用温汗回阳法使阴阳相交，救阴用攻邪和补正法。水化为寒，则出现脉细沉、欲吐不吐、背寒、欲寐不寐、口中和、利清谷、小便自利、厥冷严重。干呕、咳吐、面赤、喷嚏、咽痛、腹痛、腰痛、蜷卧、气喘、身痛、烦躁欲死、吐清水、小腿拘挛、吐血、下利不止等都属内寒外热的症状。火化则内热生，脉沉细数，烦躁严重，欲寐难卧是病因，出现下利清水、口热噤、不能语言、难以出声、咽痛生疮、心烦闷、胸满、咳逆、口渴、呕吐频频、腹痛、小便色赤、小便不利，严重者出现腹胀盈满、口燥、舌干、上焦热重、大便脓血、下焦热重等热证。唯有此经多死证，医须识此，仔细斟酌。

【解读】

少阴病证以心肾阳虚，虚寒内盛为主，属危重证，有寒化、热化之分。少阴寒化证，脉沉微而细，但欲寐，背恶寒，口中和，腹痛，下利清谷，小便白等。少阴寒化证主要有阳衰阴盛证，治宜四逆汤回阳救逆；阴盛格阳证，治宜通脉四逆汤破阴回阳，交通内外；阴盛戴阳证，治宜白通汤破阴回阳，交通上下；阳虚水泛证，治宜真武汤扶阳镇水；阳虚身痛证，治宜附子汤温阳益气，散寒祛湿；下利滑脱证，治宜桃花汤温中固脱，涩肠止泄；寒逆剧吐证，治宜吴茱萸汤温中益气，降逆止呕等。少阴热化证，脉沉细而数，但欲寐，或者不卧，内烦外燥，口中热，下利清水，小便赤等，有阴虚火旺，心肾不交证，治宜黄连阿胶汤滋阴泻火，交通心肾；阴虚水热互结证，治宜猪苓汤育阴清热利水。

厥阴风木①经

【原文】

经络再说厥阴经，自腹由胆至膈心，上及项颡②循颊里，连目系兮环口唇，出于督脉会巅顶，下行再从胁肋循，小肠宗筋入股内，环阴器上至阴根，此是厥阴经络地。属胆藏火宜引伸，主动而且主决断，具合晦朔③理逼真。不从标本从中见，为阖阴极仲规陈。

【词解】

①木：原作"本"，形误。

②项颡：也作"颃颡"。张志聪《侣山堂类辩·音声言语论》曰："肝脉循喉咙，入颃颡。"

③晦朔：晦是农历每月最后一天，朔是农历每月第一天，指从农历某月的末一天到下月的第一天。也指从天黑到天明。

【译文】

再来说厥阴经，从腹部经过胆、膈到达心。上至颃颡、颊里，连目，环口唇，出于督脉会于巅顶。下行则从胁肋循小肠宗筋入股内，环阴器到达阴根，这就是厥阴经络的界限。属胆，属火，适当引伸，主动，主决断，合晦朔，道理明了。不从标本从乎中，主阴极，合乎规律。

【解读】

《伤寒论翼》指出厥阴风木经从腹部经过肝的上膈到达心，从胁肋下方到达小腹部的宗筋。张景岳云："胆附于肝，相为表里，肝气虽强，非胆不断。肝胆互济，勇敢乃成。"只有肝谋虑周全，胆处事果断，肝胆配合，疏泄正常，人的行为才能勇敢无畏。厥阴经统属足厥阴经脉及肝，手厥阴经脉及心包，外应筋脉，藏血疏气，主气为风，主质为木。从标本中气理论讲，厥阴不从标本，从乎中也。从开阖枢理论来讲，厥阴主阖。

【原文】

阳化阴化须辨别，凉润利下吐各珍，攻补寒热俱互用，治从中见岂无因。阳①化消渴冷水饮，心中疼热气上薰，饥不欲食食即吐，吐蛔②多由风火生，咽痛喉痹口烂赤，膀胱血室涸无津，少腹里急与囊缩，阴中拘挛肿痛频，烦满下利便浓血，后重肠澼③热伏深，脉沉弦数兼滑利，厥热相应两必均。阴化脉微及代结，或脉欲绝及肤冰，手足厥冷巅顶痛，少腹疼痛脏厥赓，下利清谷除中④证，吐蛔虫兼涎沫倾，厥利发热先后应，亦或热厥两不匀，热厥微深参脉证，传表即是少阳经，由里达表即欲愈，自表入里病方增，最不移异惟有此，胆附于肝极相亲，手足属肝此属胆，俱有出处分不分。得于心兮方应手，庶几万病可回春。

【词解】

①阳：原作"阴"。据文意改。

②蛔：读 huí，原作"蚘"，同"蛔"。下同。

③澼：读 pì，指垢腻黏滑似涕似脓的液体，因自肠排出有声，而故名。

④除中：为假神的一种表现，属病危。《伤寒论》曰："伤寒，始发热六日，厥反九日而利。凡厥利者，当不能食，今反能食者，恐为除中。"

【译文】

厥阴病有阳化、阴化之别，出现厥逆、下利、吐蛔诸病，用攻、补、散寒、除热之法，治疗从中体现，岂说没有缘由。阳化则出现口渴欲饮、厥冷、水饮、心中疼、热气上撞心、饥不欲食、食则吐蛔等症状，吐蛔多因风和风火。阳化还会出现咽痛、喉痹、口烂赤、膀胱血室干涸没有津液。厥阴络于肝，故少腹里急、囊缩、阴中拘挛、肿痛频发、烦满、下利不止、便下脓血、里急后重，则肠澼、伏热愈深。脉沉，弦数，滑利，与厥热相应，两者势均。

阴化则脉微，代结，或脉欲绝，肤凉，手足厥冷，巅顶疼痛，少腹疼痛，脏厥重证，下利清谷，假神，吐蛔，吐涎沫，厥逆、腹泻和发热症状先后出现，或热厥两种症状不均匀地出现。热与厥的深浅，需要参考脉证，传表即少阳经，由里达表病欲愈，自表入里病加重。最不易改变的唯有这一点，肝胆相表里，手足属肝，此属胆，都有出处。得于心，方应手，万病可回春。

【解读】

厥阴，为阴之尽，病至厥阴，则机体阴阳调节功能紊乱，表现为寒热错杂，厥热胜复的证候，并有厥阴寒证和厥阴热证。如寒热错杂之上热下寒乌梅丸证，寒热格拒之干姜黄芩黄连人参汤证；厥热胜复证之阴胜则厥利，阳胜则发热；厥阴寒证之肝血不足，血虚寒凝的当归四逆汤证，肝寒犯胃，浊阴上逆的吴茱萸汤证；厥阴热证之肝经湿热内蕴，气机不畅，下迫大肠，蒸腐血络的白头翁汤证。厥阴篇有脏厥、寒厥、蛔厥、热厥、水厥、痰厥等，临床辨证治之。

知识拓展

《伤寒杂病论》：《伤寒杂病论》为汉代张仲景著，包括伤寒和杂病两部分，在辨证施治方面有着突出的成就，原书在西晋前已散失。晋太医令王叔和全力搜集《伤寒杂病论》的各种抄本，找到了关于伤寒的部分并加以整理，命名为《伤寒论》，计22篇，397条，载方113首，总计5万余字。北宋翰林学士王洙在翰林院发现《金匮玉函要略方》与《伤寒杂病论》相似，林亿、孙奇等人整理后命名为《金匮要略》，计25篇，载方262首，从此，《伤寒杂病论》以《伤寒论》和《金匮要略》的形式得到广泛传播。与此同时，他们还校注了《伤寒论》"同体别名"的"古传本"《金匮玉函经》，但《金匮玉函经》较长时间处于失传状态，直到康熙年间才开始重新流传。2024年，南京中医药大学沈澍农教授整理出版了《新编仲景全书》，成为《伤寒论》《金匮要略》《金匮玉函经》整理的最新成果。

中医四大经典：《黄帝内经》《难经》《伤寒杂病论》《神农本草经》被称为中医四大经典著作。

《黄帝内经》：《黄帝内经》包括《灵枢》《素问》两部分，是我国现存最早的医学典籍，深刻诠释了整体观念、阴阳五行、藏象学说、经络学说、病因病机、诊法治则、预防养生和运气学说等基本观点，是中医理论经典著作。

自拟六经提纲歌

【原文】

太阳何以之为名？提纲标领贵知情，恶寒头项痛兼强，体痛呕逆发热频，脉浮紧缓或迟是，此经汗利二法门。

【译文】

太阳病以什么为要点呢？提纲挈领把它讲明白。恶寒、头项强痛为基本病证，还有体痛、呕逆、频繁发热。有脉浮紧、浮缓或迟之别，用汗、利二法来治疗。

【解读】

《伤寒论》六经提纲提示了六经中本经主气为病的主要内容，而并不是概括所有，"自拟六经提纲歌"简单概括了本经的主要症状。

《伤寒论》曰："太阳之为病，脉浮，头项强痛而恶寒。"作为太阳病的基本病证，提示太阳病变以风寒外束肌表，阻碍营卫为其主要病证特点。太阳主一身之表，邪犯肌表，正气外达抗邪则脉浮，邪气阻滞太阳经脉不畅则头项强痛，寒主收引、凝滞，营卫被阻遏不能外达故必恶寒。太阳病恶寒发热并见为太阳经证特有的热型，但有中风和伤寒之别，故有恶风和体痛呕逆，有脉浮缓和浮紧，有有汗和无汗，有表虚和表实之别，用汗法，如发汗解表。太阳经证的病邪传入太阳之腑，邪结膀胱或下焦则引起太阳腑证，有蓄水和蓄血之别，故有脉浮和脉沉结，有小便不利和小便自利之别，用利法，如利水解表、泄热行瘀、逐血攻瘀。

【原文】

阳明之为指提纲，胃实恶热发热彰，目痛口渴鼻干亢，不眠息鼾证候张，脉洪大长须酌量，清吐下法乃效方。

【译文】

阳明病的提纲，出现胃实、恶热、发热、目痛、口渴、鼻干、不眠、息鼾，脉洪大、长，须斟酌思量，清法、吐法、下法为有效的治疗方法。

【解读】

《伤寒论》曰："阳明之为病，胃家实是也。"阳明之上，燥气主之。以此为提纲主要说阳明经以里证之腑实证为主的病机。阳明经以内实为主要特征，则有偏微热之"口燥渴"，偏肠燥之"大便难"。临床认为阳明经证主要病证为身大热、汗大出、口大渴、脉洪大，阳明腑证的主要病证是潮热、谵语、腹满痛、不大便。用清法、吐法、下法治疗。

【原文】

少阳病上冠之为，口苦咽干目眩挥，耳聋肋痛胸胁满，默默不食主病推，脉浮弦数是体相，独有和解法之魁。

【译文】

少阳病的提纲，以口苦、咽干、目眩、耳聋、肋痛、胸胁满、默默不食为主症，脉浮，脉弦，脉数，是外在表现，唯有用和解法最合适。

【解读】

《伤寒论》曰："少阳之为病，口苦，咽干，目眩也。"少阳之上，相火主之，显示了少阳病易从火化的病理特点。火气上炎易影响苗窍，故言少阳病上冠之为。少阳经络肝属胆，主症为口苦、咽干、目眩，但这只是其中的一部分，除此还有皆见寒热往来、胸胁苦满、默默不欲饮食、心烦喜呕、脉弦细等，用和解法，如小柴胡汤。

【原文】

太阴为病中加之，上吐下利食不思，腹满自痛闲或止，下必结鞕胸下居，脉沉缓弱分化治，或散或温见证施。

【译文】

太阴经的病变表现为上吐，下利，不思饮食，腹满自痛，用下法必胸下结硬，脉沉，脉缓弱，用散或温法，辨证施治。

【解读】

《伤寒论》曰："太阴之为病，腹满而吐，食不下，自利益甚，时腹自痛。若下之，必胸下结鞕。"太阴主证以太阴湿气困中阳，脾胃虚寒，清浊反作为征象。用温散法，理中汤是主方。

【原文】

但欲寐也少阴提，之为欲字是真机。踡卧头重身疼利，小便色白此经的，微细之脉分迟数，水化火化治不移。

【译文】

但欲寐是少阴病的提纲，欲字是少阴病机的核心。踡卧，头重，身疼，自利，小便色白，有脉微（迟）、脉细（数）之别，水化为寒，火化为热，分别治之。

【解读】

"但欲寐也少阴提，之为欲字是真机"反映了少阴水火不得互济，精神不能互相倚靠的本虚实质。少阴有寒化证，可见脉微（迟）之虚寒证；也有热化证，可见脉细（数）之虚热证。

【原文】

厥阴之为病有因，消渴气上而冲心，心中疼痛饥不食，吐蛔下之利不禁，脉沉弦兼沉欲绝，证脉务须要认真。

【译文】

厥阴病证，消渴，气上冲心，心中疼痛，饥不欲食，吐蛔，下利不止，脉沉弦欲绝，这些脉证务必要认准。

【解读】

《伤寒论》曰："厥阴之为病，消渴，气上撞心，心中疼热，饥而不欲食，食则吐蛔。下之利不止。"厥阴之上，风气主之，阴阳错杂而生风，风气夹杂而寒热作，成中虚而内扰不宁的征象，治当寒热并用。

认六经表证歌

【原文】

发热恶寒属太阳，阳明恶热寒不彰，寒热往来少阳证，手足温暖①太阴详，少阴身静无寒热，厥阴身冷四肢凉。识此六经真端的，那还有病入膏肓。

【词解】

①暖：读 nuǎn，原作"煖"，同"暖"。

【译文】

发热恶寒是太阳表证的主要特征；恶热，寒不明显是阳明表证的主要特征；寒热往来是少阳表证的主要特征；手足温暖是太阴表证的主要特征；身静，无寒热是少阴表证的主要特征；身冷，四肢凉是厥阴表证的主要特征。掌握了六经表证的奥妙，并加以利用，哪还有病入膏肓的患者。

【解读】

六经表证比较复杂，如"发热恶寒"，是以太阳证居多，但是六经皆可出现，故"发热恶寒属太阳"值得商榷。又如"阳明恶热寒不彰"，仅仅指出了阳明风热表证"不恶寒反恶热"或"始虽恶寒，二日自止"的特征，阳明也有风寒、风燥等其他表证，似不全面。然三阳之表，辨证重在寒热，太阳之恶寒发热互见，必无大汗；阳明汗后之微恶风寒，必兼口渴恶热；少阳往来寒热均等，必兼肢痛，有一定的规律可循。三阴表证多属表里虚实夹杂为患，太阴之表手足温，多见吐利；少阴之表无寒热，每见脉沉细；厥阴之表四肢凉，多见眩晕脉弦细。六经皆有表证，临床要全面掌握六经表证的奥妙。

认六经主脉歌

【原文】

太阳之脉浮紧数，太阴之脉沉缓弱，阳明之脉洪大长，少阳之脉浮弦数，少阴之脉沉微细，厥阴之脉沉欲绝，沉弦亦是厥阴脉，浮缓仍在太阳捉。

【译文】

太阳证之脉浮紧数和浮缓，太阴证之脉沉缓弱，阳明证之脉洪大长，少阳证之脉浮弦数，少阴证之脉沉微细，厥阴证之脉沉欲绝和沉弦。

【解读】

六经病证之脉，各不相同。大体以太阳脉浮，阳明脉滑数洪大，少阳脉弦细，太阴脉沉弱，少阴脉微细弱，厥阴脉沉弦弱为主。徐凤凯等总结《伤寒论》六经主脉：太阳中风脉浮缓、脉浮弱；太阳伤寒脉浮紧；太阳蓄水脉浮、脉浮数，太阳蓄血脉沉结、脉沉微等；阳明热证脉浮滑、脉滑、脉洪大、脉大等；阳明实证脉沉、脉迟、脉实、脉涩等；少阳病脉弦细、脉沉紧；太阴病脉沉、脉沉细、脉弱；少阴寒化证脉微细、脉沉、脉沉紧、脉微欲绝、脉不出；少阴热化证脉沉细数；厥阴寒热错杂证脉微、脉沉迟、脉紧；厥阴寒证脉细欲绝、脉微缓；厥阴热证脉数、脉沉弦。临床当仔细斟酌，四诊合参。

分六经主方歌

【原文】

太阳麻桂大小青，少阳小大柴胡分，甘草干姜三承气，茵陈白虎是阳明，太阴理中四逆汤，麻附细辛少阴方，真武白通四逆散，黄连阿胶皆可尝，厥阴当归四逆汤，炙草乌梅共三方，六经攻表桂枝使，六经救里四逆良。

【译文】

太阳证用麻黄汤、桂枝汤、大青龙汤、小青龙汤；少阳证有大、小柴胡汤之别；甘草干姜汤、三承气汤、茵陈蒿汤、白虎汤是阳明证的主要方剂；太阴证用理中丸和四逆汤；麻黄附子细辛汤是少阴证常用方，真武汤、白通汤、四逆散、黄连阿胶汤皆可使用；厥阴证用当归四逆汤、炙甘草汤、乌梅丸三方。六经证攻表用桂枝汤，救里用四逆汤。

【解读】

《伤寒论》条文共 398 条，载方 113 方，其中禹余粮丸有方无药，均可用于六经证的治疗。刘兰华省名中医、罗伦才省名中医、张绍峰老中医、周文瑞主任医师擅长用《伤寒论》方治疗各科疾病。麻黄汤主治外感风寒表实证，以恶寒发热无汗为主症，临床常用于治疗感冒、急性支气管炎、支气管哮喘等疾病，目前还没有麻黄汤原方的中成药，在麻黄汤基础上加减的中成药颇多，如麻黄汤去桂枝，名三拗汤，现有中成药三拗片等。桂枝汤主治外感风寒表虚证，以恶寒发热汗出为主症，对体温、汗腺分泌、血压、免疫功能、胃肠运动等有调节作用，具有抗炎、抗菌、抗病毒、降血糖、保护心血管等作用，目前有桂枝颗粒（合剂）等中成药。大青龙汤主治风寒表实重证而兼里有郁热者，以寒热俱重为主症，常用于治疗流感、高热症、无汗症、慢性支气管炎、肺部感染、哮喘、急性肾炎等，具有解热、抗菌、抗病毒、提高巨噬细胞吞噬功能等作用，目前有桂黄清热颗粒等面市。小青龙汤主治外寒内饮证，以咳、痰、喘为主症，常用于支气管哮喘、慢性阻塞性肺疾病、急慢性支气管炎、变应性鼻炎等的治疗，目前有小青龙合剂、颗粒、口服液、糖浆等多种剂型的中成药。大柴胡汤主治少阳阳明合病，具有抗炎、保肝、利胆、抗动脉粥样硬化、降血脂等作用，常用于急性胰腺炎、胆囊炎、胆石症等的治疗。小柴胡汤主治少阳证，柯琴誉之为"少阳枢机之剂，和解表里之总方"，以口苦、咽干、胸胁苦满、往来寒热为主症，现代研究认为小柴胡汤含有黄酮类、挥发油类、三萜皂苷类等化学成分，具有解热、抗炎、提高免疫力、保肝、抗肿瘤、改善心肌缺血等作用，在发热、亚急性甲状腺炎、乙型肝炎、肿瘤等疾病的治疗中广泛应用，目前有小柴胡颗粒、片、泡腾片、胶囊、丸等多种剂型的中成药。甘草干姜汤主治寒证，主要用于治疗咳嗽、支气管炎、遗尿、眩晕、胃痛、过敏性鼻炎、特发性肺纤维化等，具有提高免疫力、化痰、抗肿瘤、抗炎、镇咳、抗变态反应等作用。大承气汤主治阳明腑实重证，以痞满燥实为主症，具有泻下、抗菌、抗内毒素、降低炎性细胞因子、解热、解毒等作用，常用于治疗躁狂症、肠梗阻、胰腺炎、呼吸道疾病、急性中毒等；小承气汤主治阳明腑实轻证，以痞满为主症；调胃承气汤主治胃肠燥热证，以燥实为主症；三承气汤，功用相似，唯药力强弱有别，目前无原方中成药，多加减使用。茵陈蒿汤主治湿热证，具有保肝、利胆、抗感染、调节免疫等作用，广泛应用于乙型肝炎、非酒精性脂肪肝、高胆红素血症、胰腺炎、哮喘、反复呼吸道感染、痤疮、湿疹等的治疗，现有茵栀黄颗粒、口服液、注射液等。白虎汤主治阳明气分热证，是寒剂之祖方，以大热、大汗、大渴、脉洪大为主症，常用于感染性疾病的治疗。理中丸主治中焦虚寒证，具有抗炎、止痛、调节免疫、抗肿瘤、调节肝肾功能等作用，主要用于治疗消化系统疾病等，临床上有理中丸、附子理中丸、桂附理中丸等中成药。四逆汤主治寒厥证，以四肢逆冷、腹痛下利为主症，具有抗休克、抗肿瘤、抗动脉粥样硬化、保护心血管、保护神经系统等作用，常用于冠心病、心绞痛、动脉粥样硬化、休克等的治疗，有中成药四逆汤（口服液）。麻黄附子细辛汤主治阳虚外感，具有抗病毒、抗菌、抗炎、调节免疫、抗过敏、抗心律失常、止痛、抗抑郁、抗肿瘤等作用，常用于心血管系统、呼吸系统、神经系统等多种疾病，以及五官疾病的治疗。真武汤主治阳虚水泛证，以畏寒肢冷、四肢沉重疼痛为主症，具有强心、利尿、抗炎、改善肾功能等作用，常用于治疗心力衰竭、慢性肾小球肾炎、肾病综合征、糖尿病肾病等，目前无原方中成药。白通汤主治少阴寒证兼阳虚下利，常用于不寐、多寐、口疮、颜面水肿（激素依赖性皮炎）、哮喘、慢性肾脏病、更年期综合征等的治疗。四逆散，主治阳郁厥逆证和肝脾不和证，主要有催眠、抗抑郁、调节胃肠功能、保肝等作用，治疗消化系统疾病、肝胆疾病疗效显著，有中成药四逆散。黄连阿胶汤主治少阳病，以心中烦、不得卧为主症，常用于冠心病、高血压、糖尿病、失眠、抑郁症、皮肤病、更年期综合征、男科疾病等的治疗。当归四逆汤主治血虚寒厥证，以手足厥冷为主症，具有抗炎、止痛、解痉、抗凝血、调节免疫、改善末梢血液循环、提高神经传导速度等作用，多用于治疗冠心病、心绞痛、雷诺五联征、糖尿病周围神经病变、痛经、膝骨关节炎等。炙甘草汤主治阴血阳气虚弱，心脉失养证，以治疗心律失常为主，亦用于治疗白细胞减少症、小儿迁延性腹泻、老年性慢性便秘等病，具有抗心律失常、抗心肌缺血再灌注损伤、补血、抗衰老等作用，有中成药炙甘草颗粒，也有根据炙甘草汤原理研发的中成药稳心颗粒。乌梅丸主治厥阴病，具有抗炎、调节免疫、调节肠道菌群、降血糖、降血压、抑制肝纤维化、改善哮喘气道重塑、抗肿瘤等作用，在溃疡性结肠炎、慢性萎缩性胃炎、化疗性肠黏膜炎腹泻、功能性腹痛、腹泻型肠易激综合征、糖尿病、支气管哮喘、原发性痛经、崩漏、恶性肿瘤、阳痿、皮肤瘙痒等疾病中广泛应用。

知识拓展

中药：中药是指在中医理论指导下，用于预防、治疗、诊断疾病并具有康复与保健作用的物质，包括植物药、动物药、矿物药等，以植物药居多，故有"诸药以草为本"的说法。中药按加工工艺分为中药材、中药饮片、中药配方颗粒、中成药等。

中成药：中成药是指在中医药理论指导下，以中药饮片为原料，按规定的处方和标准制成具有一定规格的剂型，可直接用于防治疾病的制剂。中成药具有国家药品监督管理局发放的批准文号，格式为：国药准字 +Z（C）+4 位年号 +4 位顺序 号，其中 Z 代表中药，C 代表古代经典名方中药。目前常见的来源于古代经典名方的中成药有化湿败毒颗粒、宣肺败毒颗粒、清肺排毒颗粒、芍药甘草汤颗粒、济川颗粒、一贯煎颗粒、枇杷清肺颗粒、苓桂术甘汤颗粒、温经汤颗粒、当归补血汤颗粒等。

中成药的使用原则：中成药的使用必需坚持辨证论治的根本原则，依据中医理论，辨认、分析疾病的证候，针对证候确定具体治法，依据治法选定适宜的中成药。在临床上使用中成药时，可将中医辨证与中医辨病相结合、西医辨病与中医辨证相结合，选用相应的中成药，不能仅根据西医诊断选用中成药。目前，中成药的合理应用呈现出新的思路，可分为 8 类，即辨证用药、辨病用药、辨症用药、辨病与辨证相结合用药、中成药联用、中西药联用、内外同治、超药品说明书用药。

汗法宜忌歌

【原文】

提笔汗法说分明，先识地部与重轻，恶寒发热表主领，务贵斟酌讨权衡，诸表宜汗有分寸，逐一从头细说清。体痛呕逆脉紧认，汗在皮毛麻黄应。项背几几无汗定，汗在肌肉葛根灵。头项强痛汗常润，经络之汗桂枝行。心下水气咳呕盛，渴利噎喘小龙平。胸中烦燥身疼甚，大青龙汤汗即生。五法轻重须细审，麻黄降气葛生津，桂枝滋阴养营分，清火利水大小青。五苓水逆膀胱病，麻黄翘豆湿热蒸，桂二麻一身痒证，桂加附子漏汗津，汗后身疼寻方进，桂加人参新加名，去芍加芍须分认，胸满腹痛两分明，桂加朴杏喘促品，桂加龙牡救逆行，已外汗剂多得很[①]，均系时方非六经。圣法汗发有六禁，咽喉干燥汗伤阴，淋证发汗便②血应，生疮发汗转痉惊，鼻衄发汗目即定，亡血发汗转栗振，汗家重发恍惚甚，小便解已痛难禁，内寒发汗蛔吐喷，犯禁变证在俄顷。有禁只可服药品，不必温覆啜粥羹，并非禁忌表药进，活法圆机早惜阴，药性通达邪自殒，无非稍缓漫调停。

【词解】

①很：原作"恨"，"多得很"，四川方言，故改。

②便：原作"变"，据文意改。

【译文】

要将汗法说清楚，先识阴阳和重轻。恶寒发热主表，必须斟酌与权衡。治疗表证宜发汗，并且要有分寸，从开始一一地仔细说清楚。体痛，呕逆，脉紧，汗在皮毛，应用麻黄汤。项背几几，无汗出，汗在肌肉，用葛根汤。头项强痛，汗常出，汗在经络，用桂枝汤。心下水气，咳嗽，呕吐严重，口渴，下利，噎，喘，用小青龙汤。胸中烦躁，身疼严重，用大青龙汤发汗而愈，这五种发汗法的轻重缓急必须仔细审查，麻黄汤降气平喘，葛根汤生津，桂枝汤滋养营分，清火，利水用大、小青龙汤。五苓散治水逆膀胱病证，麻黄连翘赤小豆汤清湿热骨蒸，桂枝二麻黄一汤治一身瘙痒症，桂枝加附子汤治漏汗，失津液，汗后身疼用桂枝新加汤，桂枝汤加人参就是桂枝新加汤，去芍药还是加芍药须分别认清楚，胸满，腹痛各不同，桂枝加厚朴杏子汤治喘促，桂枝加龙骨牡蛎汤治火逆误下，除此之外，汗剂还有很多，都是时方而非六经范畴的药。张仲景发汗法，有六方面的禁忌。咽喉干燥发汗则伤阴，淋证发汗则导致尿血，生疮发汗则出现抽搐，鼻衄发汗则出现两眼直视，大出血发汗则导致寒战，汗出严重发汗则出现恍惚，解小便痛和难，内寒的人发汗则吐蛔，违反禁忌，出现变证就在倾刻之间。有禁忌就服用相对应的药来缓解，不用温覆啜粥羹，这并不是说禁止使用解表药，而是要灵活运用治疗方法，圆机活法的关键在保护阴津，药性通达，则外邪自殒，这不过是需要稍微缓慢地调理。

【解读】

《伤寒论》首次全面系统总结了汗、和、下、消、吐、清、温、补、涩、利小便、试探、救逆等若干治法，为后世医家提供了运用范例。清程国彭《医学心悟》曰："论病之原，以内伤、外感四字括之。论病之情，则以寒、热、虚、实、表、里、阴、阳八字统之。而论治病之方，则以汗、和、下、消、吐、清、温、补八法尽之。盖一法之中，八法备焉；八法之中，百法备焉。病变虽多，而法归于一。"先明病因，次论辨证，再立治法，形成了明确的理法方药体系，与《黄帝内经》和《伤寒论》一脉相承。

汗法是中医八法之一，就是用发汗的方法治疗表证的一种治法。《医学心悟》曰："汗者，散也。经云，邪在皮毛者，汗而发之是也。又云，体若燔炭，汗出而散是也。"太阳病邪在表，以发汗解表为正法，即《素问》所云"其有邪者，渍形以为汗，其在皮者，汗而发之"之意。徐宗裔将《伤寒论》汗法总结为解肌发汗法、开腠发汗法、清热发汗法、化饮发汗法、生津发汗法、利湿发汗法、和解发汗法、和阴发汗法、导下发汗法、温阳发汗法、温补清汗法 11 种。除了内服药物外，张从正《儒门事亲》曰："灸、蒸、熏、渫、洗、熨、烙、针刺、砭射、导引、按摩，凡解表者，皆汗法也。"临床上汗法当微汗为宜，中病即止，咽喉干燥、衄家、汗家、疮家、淋家，厥逆，下利清谷等证一般不用汗法，但可根据临床实际变通使用。汗法在六经病中均有使用。

吐法宜忌歌

【原文】

经列吐法甚因由，邪在膈心上焦求，表之难以达肌腠，攻之道远病难休，因制吐法捷径走，一吐诸证立刻瘳。瓜蒂吐在胸胃口，不息之气冲咽喉，清虚受邪凝结疢，寒隔于上痞鞕留，鼻鸣寒热合干呕，宜提胃热走上头，此散一投功立有，胸中浊气顷刻抽。亡血虚家休入口，妄吐变证费绸缪。汗下虚烦不眠呕，胸中窒①痛腹满愁，舌苔口燥与面垢，身热烦热潮热周，心中懊憹谵语吼，反覆颠倒鼻干投，栀子豉汤浓煎就，服下一吐功立收。大便若溏或泻走，此药不可下咽喉，少气甘草先添就，胀满加朴病可搜，呕加生姜安胃口，干姜加入内寒休，此为吐法须讲究，轻燥妄投反添忧。

【词解】

①胸中窒：胸中阻塞胀闷之感，为太阳病，栀子豉汤证主症。《伤寒论》曰："发汗若下之，而烦热。胸中窒者，属栀子豉汤证。"

【译文】

《伤寒论》列出吐法的原因是邪在上焦心膈，解表之法只能到达肌腠，攻下之法作用在下又距离太远，无法治疗，故发明吐法这一捷径之法来治疗，吐后诸证立刻就消失了。瓜蒂散治疗邪在胸中，胸中痞硬，气冲咽喉之证。痰浊凝结，寒邪客于胸中，心下痞硬，鼻鸣，干呕，宜让热从上走，用瓜蒂散，效果显著，胸中浊气，顷刻间从口而出。亡血，虚劳，不可用瓜蒂散，错误地使用吐法，会产生变证，导致病情缠绵不愈。太阳病，发汗吐下后，虚烦不眠，干呕，胸中窒痛，腹满，舌苔燥，口干，面垢，身热，烦热，潮热，心中懊侬，谵语，反覆颠倒，鼻干，用栀子豉汤，浓煎服下，吐后，立即见效。大便溏或泄泻，不可用栀子豉汤。短气，则加甘草，胀满，则加厚朴，呕吐，则加生姜安胃，胃寒，加干姜温胃，这就是吐法使用原则，轻投，燥投，妄投，反而增添忧患。

【解读】

吐法是通过发越上焦阳气，应用催吐药物内服或以物理机械刺激咽喉部引起呕吐，使停留于咽喉、胸膈、胃脘等部的痰涎、宿食、毒物等排出的一种方法。《医学心悟》曰："吐者，治上焦也。胸次之间，咽喉之地，或有痰、食、痈脓，法当吐之。经曰，其高者因而越之是已。"临床上吐法广泛使用。瓜蒂极苦，赤豆味酸，能疏胸中实邪，为吐剂中第一品也，用香豉煎汤调服，顾护胃气，若吐下不止者，服丁香解之。栀子豉汤可能有催吐的作用，常称为涌吐之剂，但在临床中很少见到服用栀子豉汤后出现呕吐的案例，临床上栀子豉汤治疗神经症效果显著，栀子豉汤能清宣膈中的郁热，也被认为是清法的代表方。后世吐剂有吴氏瓜蒂散（瓜蒂、赤小豆、栀子）、参芦饮、三圣散、救急稀涎散、通关散等。吐法峻猛，使用应遵守中病即止的原则，以免过剂伤正，引起其他病变。

下法宜忌歌

【原文】

下法比汗务精详，误投令人性命戕，且将证候说明朗，免得初学失主张。调胃承气表里尚，表邪未尽里热狂，外热内结谵语讲，少少与之救津亡。表罢口舌现干亢，日已六七实脉扬，大便尚未坚燥壮，不转矢①气小承良。病过十日恶热象，手足濈濈出汗浆，脐腹满胀屎难降，烦燥谵语食不尝，自利清水矢气仿，脉实晡潮大承当。太阳阳明交病状，主血主气两受伤，表解少腹结急恙，气血留壅在膀胱，小便不通瘀热况，发狂桃核承气康。下血性凶有抵当，少腹血结鞭发狂，大小便利审清爽，血证的确乃承当。当发表而误下降，水热乘入结胸傍，烦燥心下石鞭胀，只头有汗是其殃，脉浮或紧水蓄上，大陷汤丸是妙方。停痰蓄饮作孽仗，胁下鞭痛十枣汤。素有脾约麻仁尚，白散化鞭舌苔黄。大柴之下半里讲，小柴加硝亦下方。经云下法此数项，再将禁忌说端详。恶寒体痛头痛强，脉浮舌红服必丧。舌苔黄黑芒刺长，潮热谵语与发狂，胸腹胀满烦渴状，过经一下转吉祥。惟有此法宜审量，遗人夭殃贵提防。

【词解】

①矢：原作"失"，形误，径改，下同。另"失气"与"矢气"，孰是孰非，学术界仍有不同意见，备考。

【译文】

无论是下法还是汗法，在临床上务必精准使用，错误使用下法会危及人的性命。现将下法的证候说明白讲清楚，免得初学者难以掌握。调胃承气汤解表清里，用于表邪未尽，里热重，外热内结，谵语的患者，少少服用，可以生津救亡。表已解，口干舌燥，病情六七日，脉实大，大便尚未坚燥，矢气尚未频作，用小承气汤。病情超过十日，热象明显，手足濈濈出汗，脐腹满胀，大便屎难出，烦躁，谵语，不能食，自利清水，矢气频发，脉实大，日晡潮热，用大承气汤。太阳阳明合病，血分、气分两伤。表已解，少腹结急，外邪与气血相搏，壅留膀胱，小便不通，瘀热互结，发狂，用桃核承气汤。下血，病情凶险，用抵当汤。少腹血结，腹硬，发狂，大小便反利，为蓄血重证，乃用大承气汤和抵当汤。应当使用汗法而错误使用下法，水热乘虚而入结胸，出现烦躁、心下硬胀，头汗出，脉浮或紧的是水结胸胁，用大陷胸汤或大陷胸丸。痰停，饮蓄作孽，胁下硬痛，用十枣汤。平素有脾约证者，用麻子仁丸。寒实结胸，舌苔黄，用白散。从半表半里的角度讲，大柴胡汤、小柴胡加芒硝汤也属于下法。《伤寒论》的下法有很多，现在将禁忌说清楚。恶寒体痛，头强痛，脉浮，舌红，当解表，禁止使用下法。舌苔黄黑，长芒刺，潮热，谵语，发狂，胸腹胀满，烦渴，可以用下法，患者立即转危为安。下法药物作用强烈，要审慎思量，防止患者受到伤害。

【解读】

《医学心悟》曰："下者，攻也，攻其邪也。"下法，即运用有泻下、攻逐、润下作用的药物，以消除积滞、通导大便、荡涤实热、攻逐水饮及积聚的治疗方法。大凡有形之燥屎、瘀血、痰饮（水）、宿食、黄疸和无形之实热阻滞不去，而正盛邪实时都可使用下法。王守东等认为《伤寒论》下法主要有以下几类：一是下瘀血法，治太阳蓄血证，蓄血轻证，方用桃核承气汤；蓄血重证，用抵当汤，蓄血证的缓治法，用抵当丸。二是泻热逐水破结法，热实结胸证，用大陷胸丸和汤；寒实结胸证，用三物白散。三是攻逐水饮，治疗悬饮等证，方如十枣汤。四是缓下、和下、峻下法，阳明痞满证，方用小承气汤；阳明燥实证，方用调胃承气汤；阳明痞满燥实证及阳明、少阴之急下证，方用大承气汤。五是和解少阳，通下里实法，治疗少阳兼阳明证，方如大柴胡汤。六是调和营卫，通下实滞法，治太阴兼阳明腹痛证，方用桂枝加大黄汤。七是缓通润下法，治脾约证，方用麻子仁丸。八是外导通便法，用于津伤便硬，自欲大便者，方用蜜煎导、土瓜根、大猪胆汁方。

清法宜忌歌

【原文】

药用寒凉法曰清，退热除烦以宁神。大汗烦渴里热甚，热厥谵语口无津，关上浮大或滑应，宣用白虎加人参。无汗烦渴表未尽，麻杏甘石用之灵。脉促胸满表热困，黄连黄芩与葛根。三阳合病不安靖，项强胃实目眩昏，关脉浮大眠难稳，竹叶石膏①可收勋。发黄心中懊恼症，栀子柏②皮即可吞。胆火肆逆无处逩③，热逼下利黄芩钦。白头翁主湿热侵，里急后重颇堪珍。清法止此须熟审，不因热用损天真。

【词解】

①膏：原作"羔"。
②柏：原作"蘗"，黄柏。
③逩：读bèn，同"奔"，直往，趋向。

【译文】

用寒凉药治疗热病的方法称清法，清法可通过退热、除烦来安定神志。大汗，烦渴，里热，热厥，谵语，口干无津，关脉浮大或滑，用白虎加人参汤。无汗，烦渴，表证未解，用麻杏甘石汤。脉促，胸满，表热，用葛根黄芩黄连汤。三阳合病，身体不安，项强，胃实，目眩，头昏，关脉浮大，睡眠不安稳，用竹叶石膏汤。身目发黄，心中懊恼，用栀子柏皮汤。胆火肆逆，无处可泻，热逼下利，用黄芩汤。湿热侵袭，里急后重，用白头翁汤。清法的治疗思路，必须熟悉，不因清热太过而损害人体。

【解读】

清法是通过清热泻火，祛除热邪病患的一种方法。《素问》曰："治热以寒""温者清之。"丁世辛认为《伤寒论》清法有清宣郁热法、清热宣肺法、清热生津法、清热止利法、清热利水法、清热化痰法、清热逐水法、清热利湿法、清热消痞法、清热利咽法、清热滋阴法、清温并用法等。清宣郁热法治虚烦证等，用栀子豉汤加减；清热宣肺法治邪热壅肺之咳喘证，用麻杏甘石汤；清热生津法，清泄阳明胃热，用白虎汤，兼气津两伤者宜用白虎加人参汤，热病后气津两伤，余热未清用竹叶石膏汤；清热止利法治热利证，有葛根黄芩黄连汤解表清里，燥湿止利，黄芩汤清热坚阴止利，白头翁汤清热解毒，凉血止利；清热利水法，治膀胱腑热，用猪苓汤；清热化痰法治痰热互结，用小陷胸汤；清热逐水法治水热互结，用大陷胸丸、大陷胸汤；清热利湿法治湿热，有茵陈蒿汤清热利湿退黄，栀子柏皮汤除阳黄热重于湿者，麻黄连翘赤小豆汤治湿热表证未解；清热消痞法治热痞证，用大黄黄连泻心汤；清热利咽法治少阴咽痛证，如甘草汤、桔梗汤等；清热滋阴法治少阴阴虚阳亢不寐证，用黄连阿胶汤；清温并用法，治寒热错杂证，有栀子干姜汤、干姜黄芩黄连人参汤等。真寒假热，不可误用寒凉。寒凉之品，易伤脾胃，不可久服。

温法宜忌歌

【原文】

温补真阳阴寒驱，经方此法颇出奇。时人罔晰六经理，偏于温热入旁歧。医学宏通全救济，汗吐下温尽适宜。名医莫有偏胜的，叮嘱医林早释疑。温方四逆首领剂，外热内寒四肢逆，身体疼痛脉迟细，下利清谷呕吐医，腹痛上吐与下利，理中汤剂效无遗。周身战摇欲擗地，真武汤投水邪离。骨节疼痛重难举，附子汤方效莫移。小便色白与下利，蹉卧面红白通奇。呕吐不纳胆尿取，阳借阴入免斗欺。纯阴无阳将绝气，通脉四逆力更绥。茯苓四逆尽^①燥矣，夜而安静用合宜。急回其阳入坎地，姜附汤回反照离。头疼涩泣多无比，烦燥欲死汤吴萸。当归四逆非温剂，引阳通阴出沟渠。下此温热多难举，言兹可以反三隅。阴虚怕劫^②是所忌，过猛亡阴热温贻。

【词解】

①尽：原作"书"，形误。
②劫：原作"刧"，同"劫"。

【译文】

温补真阳，则阴寒被驱除，经方立此法颇为出奇。当时的人们任意解析六经真理，偏于使用温热的方法，容易误入歧途。医学博大精深，全是为了救济广大百姓，汗、吐、下、温等治法都很适宜。名医在使用这些治法时，不能偏好其中一种，医生们要及早弄清楚其中的奥秘。温法的方剂以四逆为首，外热内寒，四肢厥逆，身体疼痛，脉迟细，下利清谷，呕吐，腹痛，上吐下利，用理中汤效果显著。头身摇拽，手足不自主，用真武汤温阳除水。骨节疼痛，举重难，用附子汤。小便色白，下利不止，蹉卧，面赤，用白通汤。呕吐，不纳，阴盛格阳，用白通加人尿猪胆汁汤。少阴病纯阴无阳的危重证候，用通脉四逆汤。烦躁，夜方安静，用茯苓四逆汤。阴寒内盛，回阳入坎，用干姜附子汤。头疼，涎多，流泪，烦躁欲死，用吴茱萸汤。引阳通阴用当归四逆汤。温热治法的案例很多，临床应用要举一反三。阴虚不宜使用温法，用之则伤阴，贻误病情。

【解读】

温法是运用温热性药物扶助阳气，治疗寒证，使寒去阳复的一种方法。《素问》曰："寒者热之""治寒以热"。常健菲等认为《伤寒论》温法应用广泛，常见的有：辛温解表法，如桂枝汤解肌祛风，调和营卫，麻黄汤解表发汗，宣肺平喘，大青龙汤外散风寒，内清里热。扶阳解表法，如用桂枝加附子汤治表虚漏汗证，麻黄附子细辛汤治太少两感等。温经除痹法，如桂枝附子汤和甘草附子汤。温阳除湿法用附子汤治寒湿身痛。温阳行水法，如小青龙汤、茯苓桂枝甘草大枣汤、苓桂术甘汤、真武汤等。温阳扶正法，如桂枝甘草汤、桂枝甘草龙骨牡蛎汤、桂枝加桂汤、炙甘草汤、吴茱萸汤、小建中汤等。回阳救逆法，如干姜附子汤急救回阳，茯苓四逆汤回阳益阴，四逆汤回阳救逆，通脉四逆汤破阴回阳等。温涩固脱法治脓血证，用桃花汤、赤石脂禹余粮汤等。散寒通经法治血虚寒凝厥证，用当归四逆汤养血散寒，温经通脉，当归四逆加吴茱萸生姜汤养血通脉，温阳祛寒。温下寒积法，用三物白散温下寒实，涤痰破结。温法常用附子、干姜等辛温燥热之品，过用有伤阴之弊，故不可过剂。

和法宜忌歌

【原文】

和法原本枢机将，三焦范围审的当。默默不食目眩晃，口苦咽干呕非常，耳聋胁痛两肋胀，均宜主以小柴方。恶寒发热支结朗，柴胡桂枝邪必戕。热结胃口痞鞕象，火在三焦大柴强。胸满微结三解仿，柴胡桂枝干姜汤。干呕心下痞鞕胀，胃中不和食臭殃，水在胁下腹鸣响，下利生姜泻心康。甘草泻心烦燥广，半夏泻心呕食昌。附子泻心胸痛胀，旋覆代[①]赭呕逆方。药食难入寒隔恙，干姜芩连人参汤。和剂无多宜推广，此法莫忌善精详。

【词解】

①代：原作"黛"。

【译文】

和法主要用于枢机不利的治疗，三焦范围内均可治疗。默默不欲饮食，目眩，口苦，咽干，呕吐，耳聋，胁痛，肋胀，均宜使用小柴胡汤。恶寒发热，心下支结，用柴胡桂枝汤。热结胃口，胸中痞硬，火在三焦，用大柴胡汤。胸满微结，用柴胡桂枝干姜汤。干呕，心下痞硬，胀满，胃中不和，口臭，水在胁下，腹鸣，下利，用生姜泻心汤。烦躁用甘草泻心汤，呕吐用半夏泻心汤。胸痛、胸胀用附子泻心汤，呕逆用旋覆代赭汤。药食难下，寒隔，用干姜黄芩黄连人参汤。和法的方剂不多，宜推广使用，合法的禁忌要详记心中。

【解读】

和法是通过和解与调和，使脏腑的气血偏盛得到调整，用于治疗邪入少阳，枢机不利的半表半里证及其变证的一种方法。杨梅认为和法分为和法正治法和和法变治法两大类。和法正治法，即和解少阳法用小柴胡汤。和法变治法主要有和解兼汗法，用柴胡桂枝汤。和解兼下法用大柴胡汤、柴胡加芒硝汤。和解兼温法用柴胡桂枝干姜汤。和解兼镇惊法用柴胡加龙骨牡蛎汤。和解兼清法用黄芩加半夏生姜汤。调和肝脾法用四逆散。调和脾胃法用黄连汤、半夏泻心汤。然邪已入里、温病在表未入少阳、内伤劳倦、气虚血虚、痈肿瘀血诸症、饮水而呕、脾阳虚而寒湿中阻者，不可用。

六经合病歌

【原文】

合病原来有因由，提笔逐一写从头。合病开先齐动手，两经三经证候周。孰轻孰重分旁正，用药攻邪病可休。阳合阳兮方易就，阴来合阴药好投。三阳必有发热候，三阴下利是领道①。太阳阳明合必利，葛根汤剂病立瘳。少阳阳明利兼呕，小柴胡汤药力周。三阳脉大合目汗，白虎汤方第一等。太少阴合腹痛泻，小便色白理中求。脐痛脉微兼囊缩，少厥阴合吴莄搜。三阴相合阴极候，四逆汤方加减优。太阳脉反见沉候，少阴反见热不休，阳明脉迟太阴缓，少阳细小厥阴浮，表里相通功易奏，如不混乱可无忧，倘系阴阳杂乱合，纵有良方功难收。

【词解】

①莄：读 qiú，迫也。

【译文】

六经合病的由来是有原因的，现在逐一讲清楚。合病最初很复杂，有两经、三经合病，证候众多。孰轻孰重，分旁与正，用药之后疾病都可治愈。阳合阳，阴合阴，都可以通过药物来治疗。三阳病必有发热的证候，三阴病必有下利的证候。太阳阳明合病必下利，用葛根汤治疗，疾病立即好转。少阳阳明合病下利兼呕吐，用小柴胡汤。三阳合病，脉大，欲眠，合目则汗，用白虎汤方。太阴少阴合病，腹痛，腹泻，小便色白，用理中汤。少阴厥阴合病，脐痛，脉微，囊缩，用吴茱萸汤。三阴合病，出现阴极的证候，用四逆汤加减治疗。太阳病，脉反沉，少阴病，见热不休，阳明脉迟，太阴脉缓，少阳脉细小，厥阴脉浮，表里相通，传变如不混乱，用药可保无忧，倘若阴阳杂乱传变，纵使具有再好的方剂，也难治疗。

【解读】

合病是指六经病证中两经或三经同时发病的情况。成无己曰："合病者，邪气甚也。"《伤寒论》中明确指出合病的条文仅 7 条，其中太阳阳明合病 3 条，太阳少阳合病 1 条，三阳合病 2 条，阳明少阳合病 1 条。然合病的思想贯穿《伤寒论》始终，在临床上需辨证治疗。

六经并病歌

【原文】

伤寒并病有来源，先病一经过数天，留连此经还未解，病势蔓延别经添。审其轻重先后判，治此痊彼非偶然。并阳并阴并表里，立方定之难齐全。胶柱鼓瑟多遗患，难以灵活奏凯还。神而明之有决断，探导务须得真铨，切无孟浪逞异见，活法圆通延人年。

【译文】

伤寒并病，先病一经，数天之后，依旧留连未愈，病势蔓延至它经。审察其轻重、先后，治愈此经，彼经也愈，并非偶然。并阳，并阴，并表里，立方定法，难一概而论。医生如果固执拘泥，不能变通，多有遗患，只有灵活变通，才能取得良好的成效。对于玄妙的事理，要有所决断，取得真本领，不可鲁莽提出不同意见，活法圆通才能延长患者的寿命。

【解读】

并病是指六经中一经病证未罢而另一经相继为病。《伤寒论》中提到并病的条文仅5条。然并病的思想贯穿《伤寒论》始终，在临床上不可拘泥于定法。

治温病证脉口诀歌

【原文】

提温疫，名目繁，温毒温疠非一般。遇饥荒，旱潦年，疵疠之气所使然。平白地，一人病，传染一家不安靖。秽溷①气，沿一村，酿得一乡不得清。止有那，气体旺，善保养人不染恙。不然者，难躲避，顷刻病来非儿戏。周身痛，头眩疼，如破如折甚凶横。先增寒，后壮热，烧得一身如火翁。底下泻，上作渴，饮水无度不安乐。发鼻衄，糊乱语，手舞足蹈癫狂起。见鬼神，身发黄，阳极似阴身泠僵。嚼唇症，舌弄长，热甚神昏不似常。有筋惕，合肉瞤，舌卷囊缩不识人。喘促现，痰涎壅，小便点滴痛或肿。目不开，或难闭，气喷如火烦燥暨。中上焦，害大头，面腮颐耳肿如油。虾蟆瘟，颈胀大，喉痹失音症害怕。中焦症，瓜瓢②瘟，胸高胁起呕血腥。绞肠瘟，腹痛鸣，干呕水泻不通行。疙瘩温，发块瘤，起处红肿痒又浮。下焦症，软脚瘟，便清泻白足重疼。病甚多，难尽言，医治总要得真诠。是邪热，伏三焦，血分漫盈气分标。至诊脉，有玄妙，或浮或伏要识窍。缓洪弦，浮中报，辛凉解散为君告。倘若是，邪深造，必有一手脉不跳。或滑实，或缓大，浮候见之切忌下。沉候见，方可下，第一数脉热最大。见数脉，要认真，清解不散毒甚深。症与脉，两各异，舍脉从症要仔细。症轻③者，治清之，神解清化芳香施。清凉散，有大小，大小复苏三黄好。症重者，泻之超，升降凉膈莫轻抛。双解散，六一汤，解毒承气是神浆。更有那，增大茈④，普济消毒用莫埃。果能够，炼精强，活人寿世医中良。

【词解】

①秽溷：读 huì hùn，茅坑、厕所。

②瓢：现作"瓠"。下同。

③轻：原作"清"，据文意改。

④茈：读 chái，今写作"柴"。增大茈，即增损大柴胡汤。

【译文】

对于温疫，名目繁多，温毒、温疬不是一般的邪气。遭遇饥荒、干旱的年景，疵疬之气就会变得不同寻常。平白无故地一人病，传染一家，不得安宁。污浊之气，沿一村蔓延，酿得一乡不得清净。只有那些体强气旺，善于保养的人，才不会染恙。除此之外的人，很难躲避，顷刻间传染病就来了，并非儿戏。全身痛，头眩，头疼，似碎裂，似折断，甚是凶狠；先恶寒，后壮热，犹如全身火在燃烧；下泻，上渴，饮水无度，不得安乐；鼻衄，胡乱说话，手舞足蹈，癫狂，如见鬼神，身发黄，热极似阴，身冷僵硬，嚼唇，弄舌，热甚神昏，不似正常人，筋肉惕然瘛动，舌卷，囊缩，不识人，喘促，痰壅涎多，小便点滴疼痛或尿道肿胀，目不开，或难闭，出气如火，烦躁不宁。邪入中上焦，是大头瘟，面腮颐耳肿。虾蟆瘟，颈胀大，喉痹，失音令人害怕。邪入中焦，瓜瓢瘟，胸高胁起，呕血如汁，味腥。绞肠瘟，腹痛，腹鸣，干呕，水泻不通。疙瘩瘟，发块如瘤，红肿，瘙痒，在皮肤。邪入下焦，软脚瘟，便清，泻白，足重疼。瘟病甚多，一言难尽，医治要有真本领。邪热伏于三焦血分与气分。对于诊脉，有玄机奥妙，或浮或伏要分辨清楚。脉缓洪弦浮，用辛凉解表之法。如果邪深入里，必有一手脉搏不跳。或滑实，或缓大，浮候见之，不可用下法；沉候见之，方可用下法。只有数脉热最大，见数脉，要认真，若清解不愈，则毒陷甚深。症与脉，各不同，舍脉从症要仔细，症轻则治清解。神解散，以清化芳香之品为法。清凉散有大小之别，大小复苏饮用三黄。症重者泻下严重，升降凉膈不要轻易使用。双解散、六一汤、解毒承气汤是良药。还有那增损大柴胡汤、普济消毒饮也是良药。如果能够通达广泛的临床知识，使医术精强，就能活人寿世，成为良医。

【解读】

瘟疫是感受疫疠之邪而发生多种急性传染病的统称。庞安时《伤寒总病论》载："天行之病，大则流毒天下，次则一方，次则一乡，次则偏着一家。"其特点是发病急剧，病情险恶，有强烈的传染性，易引起大流行或散在流行。《素问遗篇·刺法论》提出了"五疫"之病名，如"寒疫""湿疫""燥疫""火疫""风疫"等。吴有性《温疫论》提出"大头瘟、虾蟆瘟、瓜瓤瘟、疙瘩瘟"等不同瘟疫病名，并指出："夫瘟疫之为病，非风、非寒、非暑、非湿，乃天地间别有一种异气所感。"刘奎《松峰说疫》指出："余于疫症，既分三种，曰瘟疫，曰寒疫，曰杂疫，三者具而疫症全矣。"并提出了其他疫病病名，如葡萄瘟、捻颈瘟、瓜瓤瘟、杨梅瘟、疙瘩瘟、软脚瘟、绞肠瘟等病名。杨栗山《伤寒瘟疫条辨》提出升降散、神解散、清化汤、芳香饮、大小复苏饮、大小清凉散、增损大柴胡汤、增损双解散、加味凉膈散、加味六一顺气汤、增损普济消毒饮、解毒承气汤等是治疗瘟疫的主要方剂。在实际临床中还常用《温病条辨》银翘散、桑菊饮、清营汤，《此事难知》九味羌活汤，《太平惠民和剂局方》败毒散，《东垣试效方》普济消毒饮等，今有银翘解毒颗粒、桑菊感冒片、九味羌活颗粒、荆防颗粒等多种中成药。

知识拓展

《瘟疫论》：《瘟疫论》吴有性著，二卷，是我国第一部治疗急性传染病的著作。《温疫论》认为伤寒等病的病因是感受天地之常气，疫病病因则是感天地之疫气，使传染病病因突破了前人"六气学说"（风、寒、暑、湿、燥、火）的束缚。第一次建立了以机体抗病能力降低，感染戾气为病因的新论点。仝小林、周仲瑛主编的《中医疫病学》，细致讲解了寒疫、温疫、寒湿疫、湿热疫、暑燥疫、杂疫这六类疫病的病因、病机、辨治要点、分期分证辨治方案等，可供参考。

医学正旨卷三

【原文】

《神农本草经读》^①，顺口语，虽如七言绝，试而平仄^②占联韵，俱不讲止以不改^③，经旨及顺口列之，使好诵记而已。

【词解】

①《神农本草经读》：陈修园著，成书于清嘉庆八年（1803 年），选录《神农本草经》常用药物 160 多种，末附"本草附录"46 种，结合历代医家和个人临床经验加以阐发，融贯《黄帝内经》之旨、《伤寒论》之法，言简意赅，是一部流传广泛、颇具价值的中医入门读物。

②仄：原作"昃"，读 zè。太阳偏向西方时称为昃。《说文解字》曰："昃，日在西方时，侧也。从日仄声。"仄声，古汉语中"上声""去声""入声"的总称。

③改：读 yǐ，古代用以驱鬼避邪的佩物，用金属或玉制成。本处读 gǎi，同"改"。

【译文】

将陈修园著的《神农本草经读》编为顺口溜，如七言绝句，注意平仄和联韵，不发挥也不修改，保持原汁原味和顺口性，便于初学者背诵和记忆。

【解读】

《神农本草经》成书于汉代，是我国和世界古老的药物学典籍之一，然而原书已亡佚，但其内容被陶弘景《本草经集注》和唐慎微《证类本草》保存下来。历代有多种辑复本，如卢复辑《神农本经》，孙星衍、孙冯翼辑《神农本草经》，顾观光辑《神农本草经》，日本森立之辑《神农本草经》，王闿运辑《神农本草》，姜国伊辑《神农本经》和刘民叔《神农古本草经》等，另外，陈修园《神农本草经读》，郭汝聪《本草三家合注》等对其进行了解读。近年，对《神农本草经》的研究颇多，如尚志钧点校《神农本草经校注》，曹元宇辑注《本草经》，王筠默《神农本草经校证》，张树生《神农本草经贯通》，叶显纯《神农本草经临证发微》，张登本《全注全译神农本草经》，宋永刚《神农本草经讲读》，石恩骏《〈神农本草经〉发微》，祝之友《神农本草经药物解读》等，都有极佳的参考价值。

上品（六十七味）

人 参[①]

【原文】

人参甘寒安精神，主补五脏定魄魂。能止惊悸除邪气[②]，明目开心益智灵。

【词解】

①人参：原作"人蔘"，中药名，径改。

②邪气：a.与人体正气相对而言，泛指多种致病因素及病理损害。b.指风、寒、暑、湿、燥、火六淫和疫疠之气等，侵入人体的致病因素，又称谓"外邪"。《诸病源候论》曰："凡云邪者，不正之气也。谓人之腑脏血气为正气，其风寒暑湿，魑魅魍魉，皆谓邪也。"

【译文】

人参，性寒，味甘。主要具有养精安神、补益五脏、安定神志的作用，能止惊恐、止心悸、祛除各种邪气、明目、开启心神、使人聪明。

【解读】

《中华人民共和国药典》（以下简称《中国药典》）载人参甘、微苦，微温；归脾、肺、心、肾经；大补元气，复脉固脱，补脾益肺，生津养血，安神益智；用于体虚欲脱，肢冷脉微，脾虚食少，肺虚喘咳，津伤口渴，内热消渴，气血亏虚，久病虚羸，惊悸失眠，阳痿宫冷。不宜与藜芦、五灵脂同用。人参，目前主要有野山参、园参、移山参等。现代认为，人参味甘，性微温，与古时候甘寒不同，这与人参生长环境变迁和炮制有关，一般认为野山参、红参性温，园参等性偏寒。人参归脾、肺、心、肾经，大补元气，气能生血，肝藏血，故云"补五脏"。人参本无直接祛除邪气的作用，但能补五脏之气，正气存内，邪不可干，故能除邪气，如古有人参败毒散治伤寒时气，《伤寒论》用人参方，也除邪气也。《审视瑶函》人参羌活汤治肝热，眼目涩痒昏蒙，现代研究表明，人参具有抗眼睛疲劳及提高记忆力的作用，故明目开心益智。人参具有提高血氧饱和度的作用，在危急重症中常用，但《神农本草经》未认识到，后世有独参汤。《神农本草经》的人参，包括人参和党参，清代《本草从新》始分。《中国药典》载人参直径 $1 \sim 2$ cm，然中药饮片中人参直径多较小，应以直径大者为佳。人参蒸制可进一步加工为红参。《国家基本医疗保险、工伤保险和生育保险药品目录（2023 年）》显示野山参、朝鲜红参、移山参、西洋参不纳入医保基金支付，园参可纳入医保基金支付；红参，在危急重症中使用，可纳入医保基金支付。人参的果实中含有丰富的人参果总皂苷，为扩大药源，已经开发成中成药振源胶囊（片），具有滋补强壮、延年益寿、抗疲劳、抗应激、抗乏氧的功效，用于治疗头晕、疲劳、早衰与神经衰弱、内分泌失调等。有名老中医将振源胶囊拆去外壳，加入汤剂之中，代替人参使用，方便了患者，提高了临床疗效。人参既是药品，也是食品，中医称为药食同源。临床有用人参后腹胀者，故《药性会元》曰："如用人参，必与陈皮同服，以利其气。"可供参考。

知识拓展

药品标准：药品标准是指国家食品药品监督管理局颁布的《中国药典》、药品注册标准和其他药品标准，其内容包括质量指标、检验方法以及生产工艺等技术要求。现行的主要药品标准为 2020 年版《中国药典》，共收载品种 5 911 种，其中一部收载中药 2 711 种，二部收载化学药 2 712 种，三部收载生物制品 153 种，四部收载通用技术要求 361 个，收载药用辅料 335 种。《中国药典》收载的中药饮片标准是中药饮片的最低标准，因而符合《中国药典》的合格中药饮片在品质上、规格等级上参差不齐，价格也差别较大。为提高临床疗效，应使用优质的中药饮片。

中药饮片：中药饮片是指中药材在中医理论指导下，经过炮制后可直接用于中医临床或制剂生产使用的药品，是供中医临床调剂及中成药生产的原料。中药材必须炮制成中药饮片后才能入药，可直接服用或配方使用，中药制剂生产所用原料必须是中药饮片。中药饮片分为普通中药饮片（黄芪、当归等）、毒性中药饮片（生川乌、生草乌等）和直接口服中药饮片（三七粉等）。此外，配方颗粒是传统中药饮片的补充。中药饮片的品质和规格等级直接关乎中医临床疗效，因而"药材好，药才好"。中药饮片的品质关乎中医药的生存与发展，广大中药饮片生产企业、中药饮片使用单位和广大患者要自觉抵制劣质中药饮片。

中药配方颗粒：中药配方颗粒是指由单味中药饮片经水加热提取、分离、浓缩、干燥、制粒而成的颗粒，在中医药理论指导下，按照中医临床处方调配后供患者冲服使用。在冲服时一般用开水浸泡，并盖紧瓶盖，闷润 2 ～ 5 分钟，使其充分溶解后再温服。中药配方颗粒具备汤剂的基本属性，符合颗粒剂的有关要求，对于部分自然属性不适宜制成中药配方颗粒的品种，原则上不应制成中药配方颗粒。

中药材：中药材是指在特定自然条件、生态环境的地域内所产的原生药材，主要包括植物药、矿物药、动物药，具有天然药物属性，仅经过产地加工而未进行炮制加工，可以在农贸市场、超市销售，如三七、天麻、党参等。第四次全国中药资源普查结果显示我国中药资源有 18 817 种，包括药用植物 15 321 种、药用菌物 826 种、药用动物 2 517 种、药用矿物 153 种。其中我国特有药用植物 3 151 种，濒危药用植物资源 464 种。

炮制：炮制又称炮炙、修事、修治、修制，是在中医药理论指导下，根据中药自身性质，以及临床用药和调剂、制剂的需要，对中药材进行必要加工处理而制备成中药饮片的一门传统制药技术。中药饮片生熟效异，故炮制是影响中药临床有效性、安全性的重要因素。合理的炮制，可提高临床用药的疗效，确保用药安全；相反，不合理的炮制，会降低临床用药的疗效与安全性。中药炮制是我国特有的技术，目前主要有樟树帮、建昌帮、京帮、川派等各具特色的炮制流派。《中国禁止出口限制出口技术目录》（2023 年版）规定毒性中药的炮制工艺和产地加工技术（制川乌、制草乌等 22 种），以及常用大宗中药的炮制工艺和产地加工技术（熟大黄、熟地黄等 17 种）禁止出口。

药食同源：药食同源又称食药同源，是指许多食物与药物之间没有绝对的界限，它们既可以作为食物来滋养身体，又可以作为药物来治疗疾病。《黄帝内经》曰："五谷为养、五果为助、五畜为益、五菜为充，气味合而服之，以补精益气。"除此之外，药膳、药酒、药茶等属于我国优秀传统文化，历经数千年，成为维护健康的重要手段。根据《卫生部关于进一步规范保健食品原料管理的通知》，以及国家卫生健康委员会 国家市场监督管理总局《关于当归等 6 种新增按照传统既是食品又是中药材的物质公告》《关于党参等 9 种新增按照传统既是食品又是中药材的物质公告》和《关于地黄等 4 种按照传统既是食品又是中药材的物质的公告》的记载，目前我国药食同源物质品种共计 106 种，分别是丁香、八角茴香、刀豆、小茴香、小蓟、山药、山楂、马齿苋、乌梢蛇、乌梅、木瓜、火麻仁、代代花、玉竹、甘草、白芷、白果、白扁豆、白扁豆花、龙眼肉（桂圆）、决明子、百合、肉豆蔻、肉桂、余甘子、佛手、杏仁（甜、苦）、沙棘、牡蛎、芡实、花椒、赤小豆、阿胶、鸡内金、麦芽、昆布、枣（大枣、酸枣、黑枣）、罗汉果、郁李仁、金银花、青果、鱼腥草、姜（生姜、干姜）、枳椇子、枸杞子、栀子、砂仁、胖大海、茯苓、香橼、香薷、桃仁、桑叶、桑葚、橘红、桔梗、益智仁、荷叶、莱菔子、莲子、高良姜、淡竹叶、淡豆豉、菊花、菊苣、黄芥子、黄精、紫苏、紫苏籽（子）、葛根、黑芝麻、黑胡椒、槐米、槐花、蒲公英、蜂蜜、榧子、酸枣仁、鲜白茅根、鲜芦根、蝮蛇、橘皮、薄荷、薏苡仁、薤白、覆盆子、藿香、当归、山奈、西红花（藏红花）、草果、姜黄、荜茇、党参、肉苁蓉（荒漠）、铁皮石斛、西洋参、黄芪、灵芝、山茱萸、天麻、杜仲叶、地黄、麦冬、天冬、化橘红。

黄　芪

【原文】

黄芪甘温主疽痈，大风①久败疮排脓。五痔②鼠瘘③及止痛，癞疾④补虚儿病⑤工。

【词解】

①大风：a.指外感风邪、中风等。《神农本草经读》云："大风者，杀人之邪风也。"b.指麻风病。《素问》曰："病大风，骨节重，须眉堕，名曰大风。"c.指血虚生风。《灵枢》曰："大风在身，血脉偏虚。"

②五痔：各种痔疮。《千金要方》云："夫五痔者，一曰牡痔，二曰牝痔，三曰脉痔，四曰肠痔，五曰血痔。"

③鼠瘘：指疾病日久，成脓溃破并形成窦道的淋巴结核病，如老鼠盗洞的样子。《灵枢》曰："寒热瘰疬在于颈腋者，皆何气使生？岐伯曰：此皆鼠瘘，寒热之毒气也，留于脉而不去者也。"《诸病源候论》曰："鼠瘘者，由饮食不择，虫蛆之毒而变化入于腑脏，出于脉，稽留脉内而不去，使人寒热，其根在肺，出于颈腋之间……"

④癞疾：多指麻风病。《神农本草经读》云："癞疾，又名大麻风，即风毒之甚也。"

⑤儿病：儿科病。多与脾胃有关，脾胃为后天之本，气血生化之源。如黄芪建中汤治脾胃虚弱，然不论老幼，皆可使用。

【译文】

黄芪，性温，味甘。主治痈疽、中风、久不愈合的疮疡，能排脓、止痛，治各种痔疮、淋巴结核病、麻风病、虚弱及多种儿科病。

【解读】

黄芪，古称黄耆。张锡纯曰："为补气之功最优，故推为补药之长，而名之曰耆也。"清代始将"耆"简写成"芪"。《中国药典》载黄芪甘，微温；归肺、脾经；补气升阳，固表止汗，利水消肿，生津养血，行滞通痹，托毒排脓，敛疮生肌；用于气虚乏力，食少便溏，中气下陷，久泻脱肛，便血崩漏，表虚自汗，气虚水肿，内热消渴，血虚萎黄，半身不遂，痹痛麻木，痈疽难溃，久溃不敛。黄芪补气，气旺血行，能行滞通痹，故治气虚血滞之中风，能止痛，如补阳还五汤重用黄芪，也有黄芪桂枝五物汤，目前补阳还五汤已被开发为消栓肠溶胶囊，具有补气、活血、通络的功效，用于缺血性中风气虚血瘀证，症见眩晕、肢麻、瘫软、昏厥、半身不遂、口舌歪斜、语言謇涩、面色㿠白、气短乏力。黄芪托毒排脓，敛疮生肌，是托法的主要药物之一。托法即用补益气血和透脓等药物，扶助正气，托毒外出，以免毒邪内陷的治法，故黄芪主疽痈等，如《太平惠民和剂局方》神效托里散，《普济本事方》黄芪散，也有外用者如《外台秘要》黄芪贴方（甘草、大黄、白蔹、黄芪、川芎各等分）。补气升阳、补气养血、补气生津、补气通经、补气利水、补益肺气，黄芪为补气之要药，可见一斑。叶天士《本草经解》曰："小儿稚阳也，稚阳为少阳，少阳生气条达，小儿何病之有？黄芪入少阳补生生之元气，所以概主小儿百病也。"然阴虚有热者，不宜使用。生黄芪走表，炙黄芪走里，然《医学衷中参西录》云："黄芪入汤剂，生用即是熟用，不必先以蜜炙。"柯仪宇名老中医治妇科疾病，常用黄芪30g补气生血、行血摄血，生用。周文瑞主任医师常用防己黄芪汤、防己茯苓汤治疗皮肤病。肾病专家李列平主任医师常用黄芪治疗慢性肾脏病。陈国强州名中医常用黄芪治疗自汗、盗汗等多种原因导致的多汗症。黄芪补气生津，善于治疗消渴，《外台秘要》载黄芪汤（黄芪、茯神、瓜蒌根、甘草、麦冬、干地黄）治消渴，《证治准绳》加五味子一味，疗效颇佳，今有参芪降糖颗粒（片、胶囊），益气养阴、滋脾补肾，主治消渴，用于2型糖尿病。目前，黄芪已被开发为黄芪颗粒，具有补气固表、利尿、托毒排脓、生肌的功效，用于治疗气短心悸、虚脱、自汗、体虚浮肿、慢性肾炎、久泻、脱肛、子宫脱垂、疮口久不愈合等病证，可饭前服用，感冒发热患者不宜服用。

白　术

【原文】

白术甘温主死肌①，风寒湿痹②止汗宜。除热消食及痉疸，消导令汗苍术别。

【词解】

①死肌：麻木不仁也。可分痹症不仁之死肌、瘙痒干枯之死肌、疮疡不荣之死肌、偏枯之死肌、血痹之死肌、伤阴之死肌等。

②痹：原作"痹"，据文意改，下同。

【译文】

白术，性温，味甘。主治肌肤麻木、风寒湿痹，能止汗、除热、消食积，治痉病、黄疸。而苍术没有消食积、止汗的作用。

【解读】

《中国药典》载白术苦、甘，温；归脾、胃经；健脾益气，燥湿利水，止汗，安胎；用于脾虚食少，腹胀泄泻，痰饮眩悸，水肿，自汗，胎动不安。脾为后天之本，白术为健脾要药。脾气建运，气血生化有源，故主死肌、消食积，如四君子汤、异功散、六君子汤等，刘兰华省名中医喜用七味白术散。风寒湿三气夹杂，脾胃最为湿所伤，白术燥湿除湿，故治风寒湿痹、痉病、黄疸等。白术固表止汗，如《千金要方》牡蛎散（牡蛎、白术、防风）。对于气虚发热，则以甘温除大热，如补中益气汤，故云除热。白术还具有利水、安胎之功，《神农本草经》未言，《日华子本草》云："治水气，利小便。"安胎，常用炒白术或土炒白术，柯仪宇名老中医常用。生白术可通便，用量要稍大。《神农本草经》只言术，陶弘景《本草经集注》始分白术和苍术，但功用并未严格区分，直至寇宗奭的《本草衍义》才明确将白术和苍术功效分开，云："苍术其长如大拇指，肥实，皮色褐，气味辛烈，须米泔浸洗，再换泔浸二日，去上粗皮。白术粗促，色微褐，气味亦微辛，苦而不烈。"《中国药典》载苍术辛、苦，温。归脾、胃、肝经。燥湿健脾，祛风散寒，明目。用于湿阻中焦，脘腹胀满，泄泻，水肿，脚气痿躄，风湿痹痛，风寒感冒，夜盲，眼目昏涩。做香囊常用生苍术，内服常用麸炒苍术。

罗伦才省名中医喜用麸炒苍术，认为麸炒苍术具有疏肝解郁的作用。朱丹溪谓："气血冲和，万病不生，一有怫郁，诸病生焉。"创越鞠丸，用苍术、川芎以疏肝行气，活血化瘀，为治郁大法。刘兰华省名中医弟子汪剑《蜀山医案——经方临证知行录》曰："……因常腹泻，故以苍术、白术各等份服食半年……肠胃转佳，腹泻少有发作矣。"《玉楸药解》曰："白术守而不走，苍术走而不守，故白术善补，苍术善行。其消食纳谷，止呕住泻，亦同白术，而泻水开郁，则苍术独长。"临床可供参考。

知识拓展

常见的中药炮制方法有净制、切制、加热炮制（炒制、煅制、蒸制、煮制、燀制、煨制）、辅料（包括药汁）制、制霜、制露、复制等。炮制不同，功效各异，如生白术益气生血，运脾通便；麸炒白术健脾燥湿；焦白术健脾开胃；土炒白术健脾止泻。

甘 草

【原文】

甘草甘平长肌肉，脏腑寒热[1]邪气除。筋骨能坚气力倍，金疮尰[2]愈解诸毒。

【词解】

①寒热：a.指寒证或热证。《灵枢》曰："必审按其本末，察其寒热，以验其脏腑之病。"《素问》曰："风之伤人也，或为寒热，或为热中，或为寒中，或为疠风，或为偏枯，或为风也。其病各异，其名不同。或内至五脏六腑，不知其解，愿闻其说。"b.指寒热相兼的病证。《素问》曰："阳明之阳……其色多青则痛，多黑则痹，黄赤则热，多白则寒，五色皆见，则寒热也……"c.指症状，即寒热往来、乍寒乍热、内寒外热等症状。

②尰：《本草疏证》作"肿"。《尔雅》曰："瘇足为尰。""瘇"今作"肿"。金疮尰，指被金属之利器所伤，而成疮肿。

【译文】

甘草，性平，味甘。能使肌肉发达，祛除五脏六腑各种病邪。能强健筋骨，增加力气，可治疗金疮肿痛，解各种毒。

【解读】

《中国药典》载甘草甘，平；归心、肺、脾、胃经；补脾益气，清热解毒，祛痰止咳，缓急止痛，调和诸药；用于脾胃虚弱，倦怠乏力，心悸气短，咳嗽痰多，脘腹、四肢挛急疼痛，痈肿疮毒，缓解药物毒性、烈性。不宜与海藻、京大戟、红大戟、甘遂、芫花同用。《本草经集注》称甘草为国老，民谚云："药里甘草，可以白搭。"足见甘草运用之广泛。甘草为脾家主药，补脾益气，故长肌肉，坚筋骨，倍气力，脏腑寒热邪气除。甘草解毒，故疗金疮愈尰解诸毒。甘草调和诸药，润肺止咳化痰，在临床上调和诸药常炙用，止咳化痰常生用。甘草缓急止痛，如芍药甘草汤，张绍峰老中医用芍药甘草汤加减治溃疡性疾病效果显著，目前以该经典名方开发的芍药甘草汤颗粒已经上市。炙甘草补中益气，故罗伦才省名中医用炙甘草补益极多。炙甘草还有活血化瘀作用，非独益气养阴也，如炙甘草汤治脉结代、心动悸。陈国强州名中医等常用炙甘草调和诸药，然柯仪宇名老中医用炙甘草调和诸药极少，用生甘草止咳化痰尤多。甘草生、炙功效不同，故临床有生甘草、炙甘草同用者，不宜认为是重复用药，如复发性口炎、慢性咽炎等属虚实夹杂者常同用。在临床上有复方甘草口服液、甘草片等中成药用于止咳化痰，甘草甜素片具有糖皮质激素样作用，可调节免疫、保肝和抗纤维化，用于急性、慢性病毒性肝炎，中毒性肝炎，肝硬化，流行性出血热等。甘草的种植以乌拉尔甘草和胀果甘草为多，临床多选择红皮草。甘草味甘，会助湿壅气，令人中满，故腹胀者忌用。另外，甘草不宜久服，可能引起浮肿。

知识拓展

经典名方：经典名方是指符合《中华人民共和国中医药法》的规定，至今仍广泛应用、疗效确切、具有明显特色与优势的古代中医典籍所记载的方剂。2018年4月国家中医药管理局发布了《古代经典名方目录（第一批）》100首，涉及37本古代医籍，其中汉代方剂29首、唐代方剂4首、宋代方剂11首、金元时期方剂11首、明代方剂17首、清代方剂28首，涵盖15种传统方剂功用，包括解表、泻下、和解、清热、温里、补益、祛痰、祛湿、固涩、开窍、理气等，涉及4种典型中药剂型，其中汤剂69首、煮散27首、散剂3首、膏剂1首。2022年9月，国家中医药管理局会同国家药品监督管理局联合发布《古代经典名方目录（第二批儿科部分）》，包含泻黄散、白术散、异功散、消乳丸、苏葶丸、人参五味子汤、清宁散7首方剂。2023年9月，国家中医药管理局会同国家药品监督管理局联合发布《古代经典名方目录（第二批）》，共包含217首方剂，其中汉族医药方剂93首、藏医药方剂34首、蒙医药方剂34首、维医药方剂

38 首、傣医药方剂 18 首。

古代经典名方关键信息表：古代经典名方关键信息表由国家中医药管理局办公室、国家药品监督管理局综合司联合印发，旨在贯彻落实《中华人民共和国中医药法》《中共中央　国务院关于促进中医药传承创新发展的意见》，加快推动古代经典名方中药复方制剂简化注册审批，是来源于古代经典名方中药新药研发的基础。2020 年 11 月第一批发布 7 个，2022 年 9 月第二批发布 25 个，2023 年 5 第三批发布 7 个，2023 年 7 月第四批发布 25 个。

民族医药：民族医药是指中国少数民族的传统医药，是一个学术上的概念，包括藏医药、蒙医药、傣医药、彝医药、壮医药、维医药、朝医药、哈萨克医药等。近年来，国家中医药管理局民族医药整理丛书整理出版了多个民族的传统医药。《中华人民共和国宪法》规定："国家发展医疗卫生事业，发展现代医药和我国传统医药。"这里指的传统医药，包括汉族中医药、民间医药和少数民族医药三个组成部分。

怀山药①

【原文】

薯蓣甘平补中宫，除寒热邪肌肉丰。补虚羸与益气力，伤中②强阴（气）耳目聪。

【词解】

①伤中：a.伤害膈膜及内脏。《素问》曰："中膈者，皆为伤中，其病虽愈，不过一岁必死。"b.损伤中焦脾胃之气。饮食不节，过饱过饥，或过食膏粱厚味，或嗜酒无度，均可损伤脾胃之气，导致中焦运化失职。c.指五脏虚损。《素问》曰："五中所主，何脏最贵？"王冰注："五中，谓五脏。"

②怀山药：原作"淮山药"，山药古称薯蓣。

【译文】

薯蓣，性平，味甘。能补中焦脾胃、祛除寒热邪气、生长肌肉、补虚弱消瘦、益气力，治脾胃受损，可补阴，使人耳聪目明。

【解读】

山药，为薯蓣的根茎，河南怀庆产者质佳，称为淮山药或怀山药。山药生用、炒用功效各异。《中国药典》载山药甘，平；归脾、肺、肾经；补脾养胃，生津益肺，补肾涩精；用于脾虚食少，久泻不止，肺虚喘咳，肾虚遗精，带下，尿频，虚热消渴。麸炒山药补脾健胃，用于脾虚食少，泄泻便溏，白带过多。《金匮要略》载薯蓣丸主治虚劳诸不足，风气百疾。山药扶正祛邪，补中益气，中土健运，气血充沛，故能除寒热邪气。后世医家认为山药还有补肺、补肾、止泻、止带的作用，《神农本草经》未言。山药，药食两用，需求量大，然种植中病虫害较多，加工常有熏硫者，水煎后尝水酸否，即可鉴别。目前，黄山药或穿龙薯蓣根茎的提取物甾体总皂苷被开发成地奥心血康胶囊，具有活血化瘀、行气止痛、扩张冠脉血管、改善心肌缺血的作用，用于预防和治疗冠心病、心绞痛，以及瘀血内阻之胸痹、眩晕、气短、心悸、胸闷或痛等，同属植物，化学成分相似，故山药还具有养心行血的作用。

肉苁蓉

【原文】

苁蓉甘温主劳伤[1]，补中[2]养脏及阴强。除却茎中寒热[3]痛，益精多子妇癥康。

【词解】

[1]劳伤：即五劳七伤，泛指虚损性疾病。《素问》曰："五劳所伤，久视伤血，久卧伤气，久坐伤肉，久立伤骨，久行伤筋。"《诸病源候论》曰："七伤者，一曰阴寒，二曰阴萎，三曰里急，四曰精连连，五曰精少阴下湿，六曰精清，七曰小便苦数，临事不卒。"

[2]补中：原指补中益气，但肉苁蓉以补肾温肾为主，无健脾益气作用。《素问》曰："五中所主，何脏最贵？"王冰注："五中，谓五脏。"补中，即补五脏。

[3]茎中寒热痛：a.指男子阴茎冷痛或阴茎灼热疼痛。多因肾精虚损，阴阳失衡所致。《神农本草经读》曰："茎中者，精之道路，精虚则寒热而痛，精足则痛已矣。"b.石淋所致小便涩痛。《诸病源候论》曰："石淋者，淋而出石也。肾主水，水结则化为石，故肾客沙石，肾虚为热所乘，热则成淋，其病之状，小便则茎里痛，尿不能卒出，痛引少腹。膀胱里急，沙石从小便道出，甚者塞痛，令闷绝。"

【译文】

肉苁蓉，性温，味甘。主治虚损性疾病，能补中、滋养五脏、使阴茎坚硬、止尿痛、补益精气，治不孕不育和妇科癥瘕类疾病。

【解读】

《中国药典》载肉苁蓉甘、咸，温；归肾、大肠经；补肾阳，益精血，润肠通便；用于肾阳不足，精血亏虚，阳痿不孕，腰膝酸软，筋骨无力，肠燥便秘。肉苁蓉无补中益气的作用，唯补肾温阳也。然肉苁蓉质润，《本草汇言》曰："肉苁蓉，养命门，滋肾气，补精血之药也。"《玉楸药解》曰："肉苁蓉，暖腰膝，健骨肉，滋肾肝精血，润肠胃结燥。"故肉苁蓉也能峻补精血。阴阳调，则"脏养""多子"。《中国药典》收载肉苁蓉和管花肉苁蓉两个品种，一般认为以前种为佳，然也有以后者为佳者。另有盐生肉苁蓉，但一般不作药用。凉山州第二人民医院医院制剂益肾补气强身茶即用肉苁蓉，润肠通便，益精，治便秘和失眠。柯仪宇名老中医常用肉苁蓉治疗妇科疾病，调阴阳也，阴中求阳、阳中求阴。目前，已开发出苁蓉总苷胶囊，具有补肾益髓，健脑益智的功效，用于髓海不足证的轻中度血管性痴呆，症见脑血管病后出现的认知功能损伤表现的智力减退、思维迟钝、健忘、注意力不集中、语言能力和判断力降低、个性改变、日常生活能力减退、表情呆板、善惊易恐、倦怠思卧、腰膝酸软、脑转耳鸣等。另有苁蓉益肾颗粒、苁蓉通便口服液等。

知识拓展

医院制剂：医院制剂即医疗机构制剂，是指医疗机构根据本单位临床需要经批准而配制、自用的固定处方制剂。医疗机构配制的制剂，应当是市场上没有供应的品种。凉山州第二人民医院拥有凉山州三级公立医院中唯一的一张医疗机构制剂许可证，拥有桔梅咽炎袋泡茶、益肾补气强身茶和愈疡胶囊3种医院制剂。医院制剂仅限医疗机构内部使用，不得在市场上销售或变相销售。根据《四川省医疗机构中药制剂调剂品种目录（第一批）》的相关规定，桔梅咽炎袋泡茶可在四川省内医疗机构调剂使用。

地 黄

【原文】

地黄甘寒血痹①逐，伤中寒热积聚②除。折跌绝筋填骨髓，生除痹良长肌肉。

【词解】

①血痹：泛指血气闭阻不通所导致的痹痛。《灵枢》曰："邪入于阴，则为血痹。"《金匮要略》曰："血痹，阴阳俱微，寸口关上微，尺中小紧，外证身体不仁，如风痹状，黄芪桂枝五物汤主之。"《诸病源候论》曰："血痹者，由体虚邪入于阴经故也，血为阴，邪入于血而痹，故为血痹也。"血痹临床表现为麻木不仁，由血虚、血瘀或血热所致。

②积聚：寒邪、湿热、痰浊、食滞或虫积导致气机阻滞，瘀血内结所引起的腹内结块，或痛或胀的疾病。分别言之，积属有形，结块固定不移，痛有定处，病在血分，是为脏病；聚属无形，包块聚散无常，痛无定处，病在气分，是为腑病。本病常见于西医学肝脾肿大、增生型肠结核、腹腔肿瘤及胃肠功能紊乱、不完全性肠梗阻等原因所致的包块等。积聚又称"癥瘕"和"痞块"等。《张氏医通》曰："故积者五脏所生，其始发有常处，其痛离其部，上下有所始终，左右有所穷处；聚者六腑所成，其始发无根本，上下无所留止，其痛无常处。"

【译文】

地黄，性寒，味甘。能治疗血气闭阻不通所导致的痹痛、内脏损伤、寒热、积聚、跌打损伤、筋脉断绝，能填补骨髓、消除肢体痹痛、促进肌肉生长，鲜品效果更佳。

【解读】

《中国药典》载鲜地黄甘、苦，寒；归心、肝、肾经；清热生津，凉血，止血；用于热病伤阴，舌绛烦渴，温毒发斑，吐血，衄血，咽喉肿痛。生地黄甘，寒；归心、肝、肾经；清热凉血，养阴生津；用于热入营血，温毒发斑，吐血衄血，热病伤阴，舌绛烦渴，津伤便秘，阴虚发热，骨蒸劳热，内热消渴。熟地黄甘，微温；归肝、肾经；补血滋阴，益精填髓；用于血虚萎黄，心悸怔忡，月经不调，崩漏下血，肝肾阴虚，腰膝酸软，骨蒸潮热，盗汗遗精，内热消渴，眩晕，耳鸣，须发早白。地黄鲜品、干品功效各异。鲜地黄、生地黄、熟地黄均滋阴，但鲜地黄凉血力强，熟地黄滋阴力大，生地黄滋阴凉血。临床有生地黄、熟地黄同用之方，如《小青囊》固本丸，用生地黄、熟地黄、天冬、麦冬；生地黄生心血，用麦冬引入所生之地；熟地黄补肾精，用天冬引入所补之地；共达补肾固本之功。地黄无直接治疗中焦脾胃虚损的作用，并且脾胃虚弱、腹满便溏者忌服。生地黄，性寒清热，《名医别录》云"解诸热"，故治寒热，以治血热为主，如犀角地黄汤。《神农本草经》强调地黄的活血作用，强调"血痹逐"，理同甘草，如炙甘草汤用炙甘草四两*，生地黄一斤，临床可进一步观察。古有九蒸九晒熟地黄的记载，相传首创于孙思邈，记载于《本草纲目》，黑如漆，光如油，甘如饴。疗效极佳。《易经》曰："九为老阳，六为老阴。"九蒸九晒，是一个经历水与火的淬炼，九为阳数之极，言炮制次数多也。在实际制作中，五蒸五晒即可。生地黄，古用生地黄汁者颇多。《本草正义》曰："寿颐窃谓伤瘀发肿发热，用以外治，清热定痛，散血之功，固不可没。"外治跌打损伤，可用生地黄熬膏外用。从附桂地黄丸起，地黄之中成药颇多。柯仪宇名老中医治疗妇科疾病常用生地黄，然冬至后常用熟地黄，三因制宜也。气血不足，寒则瘀滞，热则津伤，常为积聚，柯仪宇名老中医治疗妇科肿瘤、囊肿也多用地黄。《素问》曰："五脏六腑皆令人咳，非独肺也。"肾气不纳，心气不足，肺肾虚寒，则水泛为痰，或年迈阴虚，血气不足，外受风寒，咳嗽呕恶，喘逆多痰，故《景岳全书》金水六君煎含地黄能调，非二陈所宜。生地黄以色黄为佳，在临床用药时要避免生地黄不生，熟地黄不熟的情况。

天　冬①

【原文】

天冬苦平杀三虫②，伏尸③能去骨髓充。诸暴风湿偏痹主，益气不饥久服功。

【词解】

①天冬：原作"天门冬"。

②三虫：泛指寄生虫。《诸病源候论》曰："三虫者，长虫、赤虫、蛲虫也。"

③伏尸：以心腹刺痛为主，同时伴有胀满咳喘的病证。《诸病源候论》曰："伏尸者，谓其病隐伏在人五脏内，积年不除。未发之时，身体平调，都如无患；若发动，则心腹刺痛，胀满喘急。"《本草正义》曰："三虫伏尸，即血枯液燥之劳瘵，甘寒清润，原以滋燥泽枯，是以治之。"故此处类似于肺结核等传染病，属阴虚热盛者。

---

* 为遵从古方原貌，剂量单位升、两、斤、钱等不作换算，仅供读者参考，后同。

【译文】

天冬，性平，味苦。治疗寄生虫病和传染病，能滋养骨骼、填充脊髓。主治突然发作的风湿偏痹等，长期服用具有益气充饥的作用。

【解读】

《中国药典》载天冬甘、苦，寒；归肺、肾经；养阴润燥，清肺生津；用于肺燥干咳，顿咳痰黏，腰膝酸痛，骨蒸潮热，内热消渴，热病津伤，咽干口渴，肠燥便秘。天冬为常用补阴药，能补肺阴，故治疗肺结核等传染病。《药性论》曰："主肺气咳逆，喘息促急，除热，通肾气，疗肺痿生痈吐脓，治湿疥，止消渴，去热中风，宜久服。"如二冬膏。天冬无治疗寄生虫病的作用，但在部分皮肤病中有应用。天冬入肾，故滋养肾阴，常用于肾阴亏虚所致眩晕、耳鸣、腰膝酸痛等症。《经验后方》治癥瘕积聚"服天门冬法：不计多少，去心皮，为末，每服方寸匕，日三四服不绝"，并有预防和治疗甲状腺结节的个案，值得挖掘。《神农本草经》将天冬列为上品，久服不饥。虚寒泄泻者忌服。现代研究发现，天冬中含有皂苷类、多糖类、氨基酸类、木脂素类等化学成分，具有延缓衰老、降血压、降血糖、抗肿瘤、抗菌、抗炎、增强免疫及保护神经等作用。《药物出产辨》记载："天冬以产四川为上。"《新编中药志》记载天冬主产于四川、贵州、广西等地。四川省以内江市东兴区产量最大，内江东兴区因此被称为"中国天冬之乡"，有天门冬酒、天冬蜜饯等佳品。

麦　冬①

【原文】

麦门甘平主短气，伤中伤饱胃（脉）绝利。心腹结气②羸瘦形，不饥不老服久济。

【词解】

①麦冬：原作"麦门冬"。

②心腹结气：a.邪热之气结于心腹间也，表现为胸闷憋气，甚至喘息、脉结代等。缪希雍云："麦冬，实阳明之正药也。主心腹结气者，邪热之气结于心腹间也。以其清

和微寒而平缓，故能散热结而下逆气也。"b.结气，气郁也。《诸病源候论》曰："结气病者，忧思所生也。心有所存，神有所止，气留而不行，故结于内。"

【译文】

麦冬，性平，味甘。主治短气、脾胃阴伤、饱食伤胃、胃脉不利、心腹结气、形体消瘦。长期服用，不饿，长寿。

【解读】

《中国药典》载麦冬甘、微苦，微寒；归心、肺、胃经；养阴生津，润肺清心；用于肺燥干咳，阴虚痨嗽，喉痹咽痛，津伤口渴，内热消渴，心烦失眠，肠燥便秘。麦冬养胃阴，益肺阴，补心气，复脉，如麦门冬汤、生脉散等。宁心安神可用朱砂拌麦冬。陈国强州名中医常用麦门冬汤治慢性胃炎属胃阴不足者。《本草纲目》曰："若气弱胃寒者，必不可饵也。"临床常用川麦冬，以细小均匀者为佳，四川省绵阳市三台县被誉为"中国麦冬之乡"。现代研究表明麦冬中含有甾体皂苷类、高异黄酮类、糖类、挥发油类和微量元素等化学成分，具有保护心脑血管系统、调节免疫、抗肿瘤、降糖、抗炎等药理作用。今有二冬膏，乃临方制剂，是中医药守正创新下，为满足患者个性化需求的重大举措。

知识拓展

临方制剂：临方制剂是指受患者委托，根据中医师对患者辨证论治后开具的中药处方及用药要求，由中药学专业技术人员按照中药传统工艺临时代患者加工成不同的剂型，如丸剂、散剂、膏方、颗粒剂等，使疾病得到及时、有效的治疗。临方制剂不仅提高了中药的疗效和安全性，还丰富了临床治疗手段，方便了患者，对患者的个性化治疗具有重要意义。

细　辛

【原文】

细辛辛温主咳[①]逆，头痛脑动拘（挛）百节。风寒痹痛及死肌，上气明目利窍得。

【词解】

①咳：原作"欬"，同"咳"。下同。

【译文】

细辛，性温，味辛。主治咳嗽气逆、头疼、摇头晃脑、肢体拘挛、关节痛、风寒湿痹、肌肤麻木不仁，能使眼睛明亮、九窍通畅。

【解读】

《中国药典》载细辛辛，温；归心、肺、肾经；解表散寒，祛风止痛，通窍，温肺化饮；用于风寒感冒，头痛，牙痛，鼻塞流涕，鼻鼽，鼻渊，风湿痹痛，痰饮喘咳。细辛，走窜之性甚强，通十二经脉，擅长止痛，广泛用于多种疼痛性疾病的治疗。细辛主咳逆，肺寒者疗效颇佳，如小青龙汤，解表散寒，温肺化饮，治外感咳嗽、水饮内停、痰多而清稀者，今有中成药小青龙颗粒。细辛具有开窍、通窍的作用，可用于外寒暴聋、暴盲、鼻塞等，对于窍闭神昏，也是常用之品。陶弘景谓其"最能除痰明目"，可于辨证方中加入该药，屡有良效。关于用量，古人言"细辛不过钱"，只丸散而言，汤剂久煎，不在此列，久煎毒性成分黄樟醚挥发，毒性降低，然细辛为马兜铃科植物，含马兜铃酸，具有肾毒性，不可不知。现代研究表明细辛具有止痛、抗炎、抗氧化、抗菌、止咳、平喘、抗抑郁、抗癌、降血压等多种药理活性，用于治疗风寒感冒、风湿、多种疼痛、痰饮喘咳等病证。刘沛然著《细辛与临床》，附疑难重奇案73例，颇有价值。德昌端午药市有土细辛出售，也有群众用于炖肉服，言祛风湿，然少量食用无虞，大量久服安全性堪忧，需谨慎，临床以外用为宜。

知识拓展

端午药市：端午是我国重要的传统节日，民间认为端午是采药、制药的最佳时节，因而有采药的习俗，因药物品种众多，数量较大，广大群众自发地到集市上去销售，各地端午采药习俗相互影响，在不同地区演绎着丰富多样的口传文本，并成为当地重要的节日文化与民俗文化，代代相传，成为宝贵的医药风俗和文化遗产。在凉山州，会理、西昌、德昌、喜德等地的端午药市独具特色，并形成了规模较大的端午经济。会理端午有"一月两端阳"之说，端午药市异常火爆，端午药膳独具特色，以小白参、沙参、玉竹、茴香根、牛蒡根、黄精等数十种野生中草药为原料，与土鸡、火腿、猪蹄等置于砂锅慢火煨炖，味道鲜美，在中医药文化的传承方面发挥了重要作用。

柴　胡

【原文】

柴胡苦平（饮）食积（聚）消，推陈致新明且高。心腹肠胃中结气，寒热邪气益精超。

【译文】

柴胡，性平，味苦。能消除饮食积聚，具有推陈出新的作用。治心腹疼痛、胃肠结气、寒热往来，能补益精气。

【解读】

《中国药典》载柴胡辛、苦，微寒；归肝、胆、肺经；疏散退热，疏肝解郁，升举阳气；用于感冒发热，寒热往来，胸胁胀痛，月经不调，子宫脱垂，脱肛。柴胡治伤寒少阳证，寒热往来，胸胁苦满，口苦。现代研究表明，柴胡具有增强机体免疫力的作用，柴胡有南柴胡和北柴胡之分，临床常用北柴胡，然北柴胡价格高，故临床有用竹叶柴胡代替者，功效同中有别。《神农本草经读》曰："久服清气上行，则阳气日强，所以轻身。五脏六腑之精华上奉，所以明目。清气上行，则阴气下降，所以益精。精者，阴气之英华也。"是言"益精"之效，柴胡疏肝解郁，调畅气机，也"益精"也。中医有"柴胡不见黄芩，无解半表半里之功；柴胡不见黄芪，无升阳之能"之说，可供参考。《重庆堂随笔》曰："柴胡为正伤寒药。"提示柴胡可治伤寒表证发热。《神农本草经疏》曰："柴胡苦平而微寒，能除热散结而解表。"提示柴胡可治风热表证发热。柴胡为少阳经表药，治寒热往来。《伤寒六书》柴葛解肌汤解表清里，退热效果颇佳。临床有柴胡注射液，清热解表，用于治疗普通感冒、流行性感冒及疟疾等的发热，儿童禁用。以柴胡为主要成分的小柴胡汤、四逆散、逍遥散临床常用，也有相对应的中成药。基于逍遥散研发的1.1类创新中药柴归颗粒，具有确切的抗抑郁作用。目前，在药品说明书中的功能与主治上，明确治疗抑郁症的上市中药复方制剂仅有5个，远不能满足中医临床不同证候类型抑郁症的治疗需求。柴胡主升，临床有服用柴胡而头痛失眠者，在临床使用时应辨证用之，多无此弊。古云柴胡劫肝阴者，不可拘泥。在现代临床中，柴胡常用于胰腺炎、胆囊炎、肝硬化、便秘等的治疗，为柴胡"推陈致新"的体现。北柴胡的药用部位是根，掺入茎者，不堪药用。

黄　连

【原文】

黄连苦寒主气热，目痛皆伤泪出滴。明目肠澼^①（腹）痛（下）痢消，妇阴（中）肿痛服如摘。

【词解】

①肠澼：a. 痢疾。《素问经注节解》曰："肠澼，痢疾也，今世下利见红白积者是也。"b. 便血。《古今医鉴》曰："夫肠澼者，大便下血也。"

【译文】

黄连，性寒，味苦，主治热邪、眼目疼痛流泪、视物障碍、痢疾、腹泻、腹痛、妇女阴痛阴肿。

【解读】

《中国药典》载黄连苦，寒；归心、脾、胃、肝、胆、大肠经；清热燥湿，泻火解毒；用于湿热痞满，呕吐吞酸，泻痢，黄疸，高热神昏，心火亢盛，心烦不寐，心悸不宁，血热吐衄，目赤，牙痛，消渴，痈肿疔疮；外治湿疹，湿疮，耳道流脓。黄连有云连、味连和雅连三种，以云连最多，色黄者佳。黄连味极苦，常炮制后使用。酒黄连善清上焦火热，用于目赤、口疮。姜黄连清胃和胃止呕，用于寒热互结、湿热中阻、痞满呕吐。萸黄连疏肝和胃止呕，用于肝胃不和、呕吐吞酸。今有中成药左金胶囊泻火、疏肝、和胃、止痛，用于肝火犯胃、脘胁疼痛、口苦糟杂、呕吐酸水、不喜热饮。黄连妊娠早期慎用。黄连善清上中下三焦之火，除上焦湿热，治眼目疼痛流泪和视物障碍，如黄连一味煎汤外洗、黄连羊肝丸等；除中焦湿热，治腹痛、腹泻和痢疾，如葛根黄芩黄连汤、黄连干姜汤等；除下焦湿热，治妇女阴痛阴肿，如黄连解毒汤，今有中成药黄连减毒丸。黄连治消渴，临床常用。《名医别录》载黄连："主五脏冷热……止消渴。"《本草经集注》言："世方多治下痢及渴。"《本草新编》载黄连："止吐利吞酸，善解口渴……除痞满。"《新修本草》言黄连："蜀道者粗大，味极浓苦，疗渴为最。"黄连含有小檗碱，亦称黄连素，是黄连抗菌的主要有效成分，现代研究还发现黄连素具有治疗心血管疾病、糖尿病、肿瘤、抗病毒等方面的药理作用。黄连味苦，用量需根据患者病情确定，或配伍大枣等。其实，黄连并非最苦的中药，中医四大苦药，苦参第一，龙胆第二，黄柏第三，黄连第四。

知识拓展

四气五味：即中药的气和味。四气是指中药的四种基本属性，寒、热、温、凉，是依据中药被人服用后引起的反应而定的，凡是能治疗寒性病的就是热性或温性药，凡是能治疗热性病的就是寒性或凉性药，而介于四气之间而无明显偏颇的称平性。五味是指中药的五种基本味道，酸、苦、甘、辛、咸，是根据其本来滋味而划分的，五味之外，还有淡味、涩味，一般将淡味与甘味并列，即"淡附于甘"，而将涩味与酸味并列，即"涩附于酸"。中药的味与中药的功效息息相关，如辛味能散、能行；酸味能收、能涩；甘味能补、能缓、能和；苦味能泻、能燥；咸味能软坚、润下。

防　风

【原文】

防风甘温主大风，恶风风邪（风行）周身中。骨节疼痛头眩痛，目盲无见服之松。

【译文】

防风，性温，味甘。主治破伤风、恶风、外感风邪、风行周身、关节疼痛、头晕、头疼、瞎眼。

【解读】

《中国药典》载防风辛、甘，微温；归膀胱、肝、脾经；祛风解表，胜湿止痛，止痉；用于感冒头痛，风湿痹痛，风疹瘙痒，破伤风。防风治破伤风，如玉真散。防风素有"风药中之润剂"之称，治风湿类疾病效果显著，如羌活胜湿汤、独活寄生汤等。防风无治目盲之功，治疗风邪上攻之目疾，应配明目之品。防风能止汗，如牡蛎散，《婴童百问》治小儿盗汗身热，龙胆、防风各等分，为末每服一钱，米饮调下，亦可为丸服及水煎服。防风能止血，常炒炭用，肝藏血，肝经有热，故血外溢，用《证治准绳》防风黄芩丸。防风能止泻，如痛泻要方，由白术、白芍、陈皮、防风组成，现已开发为缓痛止泻软胶囊，疏肝补脾，用于肠易激综合征（腹泻型）肝郁脾虚证。现代研究表明防风含有色原酮、挥发油类、香豆素等活性成分，具有解热、止痛、抗炎等药理活性。

续 断

【原文】

续断苦温补不足，伤寒折跌续筋骨。金疮痈疡妇乳难[①]，益气力兮在久服。

【词解】

①乳难：难产。《神农本草经》言滑石"主身热泄澼，女子乳难，癃闭，利小便，荡胃中积聚寒热"，泽泻"主风寒湿痹，乳难消水，养五脏，益气力"，蒺藜子"主恶血，破癥结积聚，喉痹，乳难，久服长肌肉，明目轻身"，贝母"主伤寒烦热，淋沥邪气，疝瘕，喉痹，乳难，金创，风痉"。乳难常被理解成产后没有乳汁或乳汁少。《说文解字》曰"人及鸟生子曰乳，兽曰产"，"乳"本义指妇女生产。《神农本草经》言漏芦"主皮肤热，恶疮疽痔，湿痹，下乳汁。久服轻身益气，耳目聪明，不老延年"，故"下乳汁""乳难"含义不同。

【译文】

续断，性温，味苦。补虚损之不足，治疗外感病、跌打损伤，具有续筋接骨的作用，可治疗金刃剑伤、痈肿、溃疡、难产等，久服益气。

【解读】

《中国药典》载续断苦、辛，微温；归肝、肾经；补肝肾，强筋骨，续折伤，止崩漏；用于肝肾不足，腰膝酸软，风湿痹痛，跌扑损伤，筋伤骨折，崩漏，胎漏。酒续断多用于风湿痹痛，跌扑损伤，筋伤骨折；盐续断多用于腰膝酸软。《神农本草经》载续断治崩中、漏血（马继兴），此处未载。续断补不足，补肝肾，强筋骨，安胎，治跌打损伤，后世常用。祝之友认为西汉至明清时期所用续断主要有4种，桑寄生科植物槲寄生的全株，忍冬科植物接骨草（陆英）或血满草的根或根茎，唇形科植物糙苏的根，菊科植物大蓟的根。明末清初至今所用续断为川续断科植物川续断的干燥根。川续断为凉山州大宗道地药材之一，畅销全国。柯仪宇名老中医常用有丹参、龟甲、续断、肉苁蓉四味药组。现代研究表明川续断具有三萜皂苷类、环烯醚萜类、生物碱类、酚醛酸类等化学成分，具有预防复发性自然流产、保护骨、保护神经、保护肝脏、抗衰老等药理作用，预防复发性自然流产的药理作用在中成药滋肾育胎丸中得到体现。

知识拓展

道地药材：道地药材又称地道药材，是优质纯真药材的专用名词，它是指历史悠久、产地适宜、品种优良、产量宏丰、炮制考究、疗效突出、带有地域特点的药材，如四川的黄连、甘肃的当归、宁夏的枸杞、青海的大黄、内蒙古的黄芪、东北的人参、河南的地黄、云南的三七等。按照资源分布区域的不同，主要分为川药、广药、云药、贵药、怀药、浙药、关药、北药、藏药等。道地药材的产地不是一成不变的。凉山州道地药材主要有麝香、冬虫夏草、川贝母、黄芪、大黄、川射干、川赤芍、川续断、羌活、升麻、甘松、党参、藁本、秦艽、川木香、猪苓、葛根、益母草、补骨脂、牡丹皮、重楼等。

凉山州地产中药材：凉山州地产中药材是指凉山州本地所产的中药材。据文献，凉山州有药用资源 4 635 种，隶属 266 科，其中植物药 4 403 种，动物药 226 种，矿物药 6 种，药材资源蕴藏量占全省的 20%，总量为四川之冠，被誉为"川西南中草药宝库"。凉山州主要地产中药材见表 1。

表 1　凉山州主要地产中药材一览表

序号	县市	主要地产中药材
1	西昌市	龙胆草、茯苓、川楝子、建菖蒲、葛根、香附、防风、黄芩
2	会理市	龙胆草、马尾连、香附、何首乌、通草、黄芩、防风、续断、蝉蜕、石榴皮、川牛膝、木瓜、茯苓、桃仁、乌梅、陈皮、决明子、蜂蜜、补骨脂、女贞子
3	冕宁县	龙胆草、茯苓、党参、黄芩、大黄、独活、防风
4	德昌县	龙胆草、茯苓、何首乌、川楝子、防风、厚朴、黄芩、陈皮、天冬、牛膝、续断、乌梅
5	会东县	续断、茯苓、何首乌、龙胆草、黄芩、乌梅、防风、天南星、党参、桃仁、水菖蒲、牛蒡子、川楝子、蝉蜕、重楼、紫草、法罗海、益母草、决明子、陈皮
6	宁南县	金钱草、防风、杂寄生、党参、何首乌、续断、白及、石菖蒲、建菖蒲、龙胆草、重楼、女贞子、川楝子、桃仁、麝香、桑寄生、茯苓、天花粉、瓜蒌壳、瓜蒌仁、杂枳实、黄芩
7	木里县	黄芩、黄芪、续断、茯苓、扁枝槲寄生、绿升麻、龙胆、乌梅、防风、牵牛子、石菖蒲、桃仁、苦杏仁

续表

序号	县市	主要地产中药材
8	普格县	金钱草、何首乌、苍耳子、党参、龙胆草、续断、越木香、陈皮、三七、仙鹤草、赤芍、半夏、椒目、天花粉、天南星、小通草、川楝子、石榴皮、钩藤、雪上一枝蒿、黄芩、防风、茜草、蝉蜕、橘络、扁枝槲寄生、杂寄生、蜂蜜
9	越西县	党参、大黄、龙胆草、独活、赤芍、续断、茜草、地榆、厚朴、马尾连、女贞子、苍耳子、苦杏仁、细辛、蒲公英、金钱草、伸筋草、木通、白茅根、绿升麻、柴胡、小玉竹、建菖蒲、木瓜、川牛膝、三七、赤小豆、当归、黄芩、乌梅、天南星、半夏、淫羊藿、牛蒡子、黄精、草乌、越木香、蜂蜜、鹿茸、麝香、人参
10	美姑县	龙胆、半夏、天南星、党参、玉竹、南沙参、苦参、金钱草、天麻、黄芩、辛夷、女贞子、牛蒡子、椒目、木瓜、大黄、独活、秦艽、竹根七、柴胡、附子、商陆、茜草、天冬、黄柏、桃仁、苍耳子、绿升麻、细辛、重楼、川贝母、川牛膝、续断、黄精、麝香、斑蝥、乌梅、赤芍、通草
11	昭觉县	续断、龙胆草、半夏、党参、黄芩、天南星、南沙参、当归、赤芍、川牛膝、秦艽、细辛、大黄、天冬、黄柏、越木香、牛蒡子、独活、桃仁、乌梅、川贝母、麝香、蜂蜜、三七、人参、陈皮、防风、木瓜、冬虫夏草、猪苓、蝉蜕、柴胡、百合、白及、黄精、草乌、竹根七、扣子七、建菖蒲、苦参、商陆、骨碎补、地榆、雪上一枝蒿、车前子、李仁、茯苓、莱菔子、火麻仁、茺蔚子、益母草、木贼、五灵脂、蒲公英、紫花地丁、马勃、女贞子、金钱草、西五味子、绿升麻、川楝子、瓜蒌壳、青葙子、地龙、金龟莲、菟丝子
12	盐源县	续断、黄芩、绿升麻、党参、黄芪、大黄、厚朴、龙胆、赤芍、牡丹皮、黄精、茯苓、乌梅、牛蒡子、小茴香、半夏、天冬、桃仁、苦杏仁、地肤子、苍耳子、牵牛子、益母草、赤小豆、木瓜、蒲公英、金沸草、紫苏叶、桑叶、川贝母、白及、川牛膝、越木香、柴胡、香附、玉竹、独活、防风、天花粉、秦艽、何首乌、草乌、天南星、麻黄、扣子七、紫苏子、女贞子、茺蔚子、川楝子、李仁、火麻仁、连翘、陈皮、槐角、白扁豆、牙皂、木蝴蝶、藿香、荆芥、菊花、桑树皮、地骨皮、桑寄生、竹茹、钩藤、马勃、麝香、杜仲、黄柏、桔梗、金银花、南沙参
13	布拖县	附子、雪上一枝蒿、半夏、续断、龙胆草、党参
14	甘洛县	当归、牛膝、党参、大黄、龙胆草、续断、越木香、半夏、桔梗、南沙参、细辛、独活、石菖蒲、黄精、竹根七、扣子七、三七、川楝子、苦杏仁、桃仁、乌梅、木瓜、瓜蒌壳、木通、金龟莲、牛蒡子、防风、赤芍、厚朴
15	喜德县	天冬、防风、桃仁、茯苓、麝香
16	金阳县	党参、当归、天麻、花椒、椒目、重楼
17	雷波县	天麻、白及、黄精、重楼、川贝母、川射干、川木通、大黄、凉山虫草、莼菜、桫椤、连香树

牛　膝

【原文】

牛膝苦酸平逐血（气），（四）肢（拘）挛膝痛难伸屈。寒湿痿痹热火（烂）伤，堕胎妇孕忌休啜。

【译文】

牛膝，性平，味苦、酸。能活血，治疗四肢抽搐、膝关节疼痛难伸、寒湿所致的下肢软弱、热毒红肿，可导致流产，孕妇慎用。

【解读】

牛膝，因产地不同有怀牛膝和川牛膝之别。从外观上看怀牛膝根较细，色较白；川牛膝根较粗，色较黑。《中国药典》所载牛膝即怀牛膝，载其苦、甘、酸，平；归肝、肾经；逐瘀通经，补肝肾，强筋骨，利尿通淋，引血下行；用于经闭，痛经，腰膝酸痛，筋骨无力，淋证，水肿，头痛，眩晕，牙痛，口疮，吐血，衄血。《中国药典》载川牛膝甘、微苦，平；归肝、肾经；逐瘀通经，通利关节，利尿通淋。用于经闭癥瘕，胞衣不下，跌扑损伤，风湿痹痛，足痿筋挛，尿血血淋。在临床上怀牛膝以补肝肾、强筋骨为主，川牛膝以活血化瘀为主。现代研究表明怀牛膝和川牛膝中主要的活性成分均为三萜皂苷类和甾酮类化合物，只是含量和结构不同，怀牛膝中甾酮类化合物侧链多是几个碳原子连接形成的多元醇，而川牛膝甾酮类化合物侧链则形成内酯环，初步阐释了两者功效不同的原因。另有土牛膝（如柳叶牛膝、粗毛牛膝），以泻火解毒为主。在临床使用时需根据实际情况选择。牛膝逐血气，故堕胎，孕妇慎用。川牛膝引热下行，治咽喉肿痛、口舌生疮等热火烂伤，如玉女煎。柯仪宇名老中医在治疗膝关节冷痛时常加川牛膝。罗伦才省名中医常用怀牛膝治疗关节疼痛、痛风等。牛膝还是伤科良药，常与当归等内服或外用。牛膝能润能通，《妇人大全良方》治妇人月水不利，脐腹痛，用牛膝散方。

知识拓展

处方应付：指中药学专业技术人员根据医师处方的要求，选用符合规格标准的药物，进行处方调配。处方应付一般包括中药别名应付、并开药应付、中药炮制品应付。如处方写川军、川绵纹均应付大黄；焦三仙，应付焦山楂、焦神曲和焦麦芽；写"酸枣仁"应付"炒酸枣仁"，写"生枣仁"则应付生品；处方写"黄芪"应付生品，而写"炙黄芪"应付炮制品。由于中医历史悠久，中医队伍庞大，用药习惯各地区差别较大，故"处方应付"会有一定的不同，特别是在民间中医中。但随着中医药标准化、规范化的推进及其医保药品编码的统一和完善，处方应付会日趋统一。

巴戟天

【原文】

巴戟甘温安五脏，补中强筋（骨）增志量。善起阴痿益气雄，主大风兮邪气荡。

【译文】

巴戟天，性温，味甘。能温煦五脏、补益阳气、强壮筋骨、增长智力，治疗阳痿，能益气，主治风湿邪气所致之病证。

【解读】

《中国药典》载巴戟天甘、辛，微温；归肾、肝经；补肾阳，强筋骨，祛风湿；用于阳痿遗精，宫冷不孕，月经不调，少腹冷痛，风湿痹痛，筋骨痿软。巴戟天"安五脏"，以肾为主，为补肾要药。"主大风"，多以风湿为主，一般以阳虚或兼有寒湿最为适宜，而阴虚火旺、外感热证或有湿热者，不宜使用。《日华子本草》云："治一切风。"在临床上常去心用。《得配本草》曰："覆盆子为之使。恶雷丸、丹参。"然柯仪宇名老中医"丹参、茺蔚子、巴戟天、肉苁蓉"常同用。现代研究表明巴戟天的化学成分有糖类、环烯醚萜类、氨基酸类、蒽醌类、挥发油类等，具有抗抑郁、抗痴呆、抗衰老、促进血管生成、抗炎等作用。其抗抑郁活性成分有巴戟天寡糖、巴戟甲素和巴戟天多糖等，作用机制可能是减少海马区神经元损伤、减少脑组织氧化损伤、直接增强 5-羟色胺（5-HT）神经递质的表达、提高脑源性神经营养因子（BDNF）的表达并调节海马神经可塑性。今有巴戟天寡糖胶囊用于抑郁症（肾虚型）。

石　斛

【原文】

石斛甘平补五脏，虚劳羸瘦俱无恙。除痹下气及伤中，强阴益精阳明畅。（厚肠胃是也）

【译文】

石斛，性平，味甘。能补益五脏，治疗五脏虚损、消瘦；能祛除湿痹、通降气机，治脾胃之阴受损；能滋阴生精，治疗阳明病。长期服用，可滋养肠胃。

【解读】

《中国药典》载石斛甘，微寒；归胃、肾经；益胃生津，滋阴清热；用于热病津伤，口干烦渴，胃阴不足，食少干呕，病后虚热不退，阴虚火旺，骨蒸劳热，目暗不明，筋骨痿软。石斛，养胃阴，滋肾阴，养肝阴，补脾，养肺，治慢性胃炎、眼疾、久咳、糖尿病、甲亢等病，"补五脏"之功不虚。"除痹"临床少用，但治疗羸瘦之人痹症，效果佳，羸瘦之人津伤血少也。《本草经解》曰："石斛气平，禀天秋降之金气，入手太阴肺经；味甘无毒，得地中正之土味，入足太阴脾经；甘平为金土之气味，入足阳明胃、手阳明大肠经""阴者宗筋也，太阴阳明之所合也，石斛味甘益脾胃，所以强阴。精者阴气之英华也，甘平滋阴，所以益精。肠者手阳明大肠也，胃者足阳明胃也，手足阳明属燥金，燥则肠胃薄矣，久服甘平清润，则阳明不燥，而肠胃厚矣"。在临床上石斛种类尤其多，如铁皮石斛、金钗石斛、霍山石斛、鼓槌石斛、流苏石斛等，价格差距大，以石生色黄枝细、嚼之有黏性、"化渣"（用口嚼而无残渣，或残渣极少）者为佳。在煎药时常发现石斛漂浮在表面或煎煮后仍觉干燥，故临床应"另包"先煎、久煎，也可久煎8小时左右收膏，分次兑服；或酒炙后入汤剂，以利于苦性成分的煎出；或用鲜石斛，然药房多不备，德昌端午药市，鲜石斛颇多。《原机启微》载石斛夜光丸，今为中成药，具有滋阴补肾、清肝明目的功效，用于肝肾两亏、阴虚火旺、内障目暗、视物昏花。石斛的化学成分主要包括多糖类、生物碱类、黄酮类、菲类、联苄类、挥发油类、氨基酸类及微量元素等，具有抗氧化、降尿酸、抗肿瘤、抗疲劳、降血糖、调节免疫等药理活性。石斛为兰科植物，种植不容易，目前多用大田荫棚栽种法、岩石栽种法和贴树法。石斛除常作药用外，也常作观赏植物。

泽 泻

【原文】

泽泻甘寒治乳难，养（五）脏益（气）力体肥健。风寒湿痹水俱消，聪耳明目光生面。

【译文】

泽泻，性寒，味甘。治难产，濡养五脏，增长力气，强健身体。主治风寒湿痹、水肿（水气），能聪耳明目、光泽面色。

【解读】

《中国药典》载泽泻甘、淡，寒；归肾、膀胱经；利水渗湿，泄热，化浊降脂；用于小便不利，水肿胀满，泄泻尿少，痰饮眩晕，热淋涩痛，高脂血症。泽泻常用于治疗热痹，寒痹常配伍他药，无补益之功。然而古人用补药时必用泻药，如六味地黄丸，故补肾、除湿，湿去，则"养五脏""益气力""体肥健""聪耳明目"。水饮内停，泛滥肌肤，水去则斑愈，故"光生面"。《本草纲目》曰："泽泻气平，味甘而淡。淡能渗泄，气味俱薄，所以利水而泄下。脾胃有湿热，则头重而目昏耳鸣。泽泻渗去其湿，则热亦随去，而土气得令，清气上行，天气明爽，故泽泻有养五脏、益气力，治头旋、聪耳明目之功。若久服，则降令太过，清气不升，真阴潜耗，安得不目昏耶？"《金匮要略》曰："心下有支饮，其人苦冒眩，泽泻汤主之。"泽泻五两，甘淡，使水湿从小便而出，为君药，白术二两，甘苦，助脾运化水湿，为臣药，两药相须为用，重在利水，兼健脾以制水，为治脾虚水饮内停眩晕、水肿之良方。泽泻中的化学成分主要为萜类、糖类、含氮化合物、苯丙素类等，具有利尿、抗结石及保护肾脏、降血脂、保肝、降血糖、抗肿瘤、抗氧化、抗炎、抗补体等作用。泽泻著名的道地药材有建泽泻和川泽泻。

五味子

【原文】

北味酸温益男精，咳逆上气及强阴。劳伤羸瘦补不足，益气在味酸而温。

【译文】

五味子，性温，味酸。补益男精，治咳嗽气逆、阳痿、虚劳、形体消瘦，能补不足，补益精气。

【解读】

《药性会元》言："北五味，补虚，下气止嗽，生津止渴，润肺""南五味，治风邪在肺"。而今《中国药典》载五味子、南五味子均酸、甘，温；归肺、心、肾经；收敛固涩，益气生津，补肾宁心；用于久嗽虚喘，梦遗滑精，遗尿尿频，久泻不止，自汗盗汗，津伤口渴，内热消渴，心悸失眠。《神农本草经》言五味子以益气补阴、温阳强阴、敛肺止咳为主。五味子性温属阳，配伍阳药则温阳强阴；味酸属阴，配伍阴药则益气补阴。敛肺，故治咳逆上气，肺虚、肺肾两虚、寒饮咳嗽均可。五味子具有保肝、降酶的作用，常用于慢性肝炎等消耗性疾病，如五酯片等，故言"劳伤羸瘦补不足"。《本草经解》曰："肝胆者，东方生生之脏腑，万物荣发之经也。肝胆生发，则余脏从之宣化，五味益胆气而滋肝血，所以补不足也。"益气，以补气阴两虚为主，非单纯气虚，如生脉散。《本草害利》曰："收肺而疗咳定喘，补肾而壮水涩精，酸收而心守其液，故为补心猛将。"故五味子常用于心虚证，如天王补心丹。柯仪宇名老中医在失眠、咳嗽患者中常用此药。在临床上，处方写五味子，应付五味子（习称北五味子）；写南五味子，应付南五味子（华中五味子）。五味子果实果肉厚，油润，有的表面呈黑红色或出现"白霜"；南五味子果实干瘪，皱缩。

薏苡仁①

【原文】

苡仁甘寒下气需，久风湿痹俱能驱。筋急拘挛屈伸缺，益气轻身久服期。

【词解】

①薏苡仁：原作"苡仁"。

【译文】

薏苡仁，性寒，味甘。可降气，能治疗风湿痹阻、筋脉痉挛、不能伸缩。长期服用，补益精气、轻身。

【解读】

《中国药典》载薏苡仁甘、淡，凉；归脾、胃、肺经；利水渗湿，健脾止泻，除痹，排脓，解毒散结；用于水肿，脚气，小便不利，脾虚泄泻，湿痹拘挛，肺痈，肠痈，赘疣，癌肿。薏苡仁似无降气之功，但可治疗肺痿、肺痈、肠痈等，如薏苡附子败酱散等，研究认为薏苡附子败酱散具有抗炎、抗氧化、抗肿瘤、调节免疫等多种药理作用。薏苡仁健脾益气，常炒用，如参苓白术散。薏苡仁之功以除湿为最，缪希雍《神农本草经疏》曰："性燥能除湿，味甘能入脾补脾，兼淡能渗湿，故主筋急拘挛不可屈伸及风湿痹，除筋骨邪气不仁，利肠胃，消水肿令人能食。"如麻杏苡甘汤，然薏苡仁量宜大。周文瑞主任医师常用薏苡仁内服或外用治疗疣等皮肤病，取除湿之意也。薏苡仁本无异味（有霉味者不用），尚带清香，可供食疗，然其性凉，虚寒体质、肾病患者不宜长期使用。

菟丝子①

【原文】

菟丝辛平肥健人，补诸不足气力增。续绝伤兮久明目，汁去面奸②颜色生。

【词解】

①菟丝子：原作"菟丝"。
②奸：读 gǎn，面色枯焦黝黑。

【译文】

菟丝子，性平，味辛。能使人健壮、补益身体不足、增长力气、续筋接骨，久服明目。榨汁用，可去面色枯焦黝黑，令面色姣好。

【解读】

《中国药典》载菟丝子辛、甘，平；归肝、肾、脾经；补益肝肾，固精缩尿，安胎，明目，止泻，外用消风祛斑；用于肝肾不足，腰膝酸软，阳痿遗精，遗尿尿频，肾虚胎漏，胎动不安，目昏耳鸣，脾肾虚泻，外治白癜风。菟丝子，因水煎后"吐丝"而名，为安胎之首选，如寿胎丸。菟丝子，粒小，资源量少，现也用大菟丝子，粒大，资源量多。菟丝子补诸不足，不仅能补肾填精、温阳益气，还能温脾益胃、补肝藏血、气血双补。《肘后备急方》有榨汁外用，治面部粉刺的记载。柯仪宇名老中医从肝肾论治面斑，内服常选用菟丝子。现代研究认为菟丝子中含有槲皮素、金丝桃苷、山柰酚及β－谷甾醇等多种活性成分，具有调节生殖内分泌激素水平，抑制颗粒细胞凋亡、调节自噬失衡、抑制氧化应激、改善线粒体功能及调节免疫系统等药理作用。

葳 蕤

【原文】

玉竹甘平结肉①消，中风暴热难动摇。筋不柔和诸不足，润泽好颜久服高。

【词解】

①结肉：泛指肿瘤、结节等，因正气不足而成。《本草崇原》曰："结肉者，肉无膏泽，则涩滞而如结也。诸不足者，申明中风暴热，不能动摇，跌筋结肉，是诸不足之证也。"

【译文】

玉竹，性平，味甘。能消肿瘤、结节，治风邪侵袭、肢体僵硬不能动摇、筋骨不能伸张、身体亏虚等。长期服用能使人面色姣好。

【解读】

葳蕤，古时为萎蕤，现以玉竹为正名。《中国药典》载玉竹甘，微寒；归肺、胃经；养阴润燥，生津止渴；用于肺胃阴伤，燥热咳嗽，咽干口渴，内热消渴。玉竹养阴为其所长，治阴虚外感，如加减葳蕤汤。《本草汇言》引姜士农《本经录》方治中风暴热、四肢拘挛、不能转动，方为葳蕤一两，黄芪、当归各五钱，胆星、天麻各三钱。会理、德昌等端午药市有名玉竹参者，产量颇大，常以鲜品入端午药膳，滋补也。玉竹含有多糖类、甾体皂苷类、黄酮类、挥发油类等化学成分，具有降血糖、调节免疫、抗肿瘤、抗氧化、抗疲劳、延缓皮肤衰老等药理作用。

明　参①

【原文】

沙参苦寒主血结，惊气能平除寒热，益肺气分克补中。金得土生无火尅②。

【词解】

①明参：即沙参。
②尅：读 kēi，同"克"。

【译文】

沙参，性寒，味苦。主治瘀血聚积于肺、惊悸、阴虚发热，能补肺气、补脏腑中气。沙参属金，得土则生，无火克。

【解读】

《神农本草经》所言沙参实为南沙参。《中国药典》载南沙参甘，微寒；归肺、胃经；养阴清肺，益胃生津，化痰，益气；用于肺热燥咳，阴虚劳嗽，干咳痰黏，胃阴不足，食少呕吐，气阴不足，烦热口干。沙参，古无南北之分。《本草汇言》转引《卫生简易方》和《林仲先医案》首有真北沙参之名。《本草备要》曰："沙参分南北两种，北者良，南者功用相同而力稍缓。"《中国药典》载北沙参甘、微苦，微寒；归肺、胃经；养阴清肺，益胃生津；用于肺热燥咳，劳嗽痰血，胃阴不足，热病津伤，咽干口渴。北沙参、南沙参均为补阴药，治阴虚发热，无活血、平惊的作用。北沙参以养阴生津益肾为主，无补气之功。陈国强州名中医治疗慢性胃炎属于气阴两虚者常用北沙参。南沙参补益肺气，补中有清，补而不腻，柯仪宇名老中医治疗气虚外感咳嗽有痰常用。四川有川明参，为伞形科川明参属植物，为我国特有的单种属植物，是四川省道地药材，药食同源，具有滋阴补肺、健脾等功效，主治肺热咳嗽、热病伤阴，《四川省中药材标准》（1987年版）收载，与《中国药典》载伞形科党参同属植物明党参，基源又不相同也，然功效相似。

远　志①

【原文】

远志苦温主志强，耳目聪明及不忘。除邪（气）利（九）窍补不足，益（智）慧倍力咳逆伤（中）②。

【词解】

①远志：原作"远志肉"。

②伤中：伤脾胃，现代研究认为，远志对胃黏膜具有一定的刺激作用，会出现轻度恶心。《本草经解》曰："远志，去心，甘草汤浸，晒干用……中者脾胃也，伤中，

脾胃阳气伤也。"

【译文】

远志，性温，味苦。主强志，使耳聪目明，记忆力增强，祛除病邪，通利九窍，补益不足，增益智力，强壮力气，止咳嗽，伤脾胃。

【解读】

《中国药典》载远志苦、辛，温；归心、肾、肺经；安神益智，交通心肾，祛痰，消肿；用于心肾不交引起的失眠多梦、健忘惊悸、神志恍惚，咳痰不爽，疮疡肿毒，乳房肿痛。在临床中远志需去心用，产地人工每日去心约 5 kg。中成药还少丹用远志，温肾补脾，治疗脾肾虚损所致的腰膝酸痛、耳鸣目眩、形体消瘦、食欲减退、牙根酸痛。《神农本草经》言远志止咳，现代研究认为远志祛痰作用极佳。远志利九窍，常与石菖蒲同用，治痰蒙心窍之证。《本草纲目》曰："治一切痈疽。"现代研究认为远志含三萜皂苷类、糖酯类、生物碱类、香豆素、木质素类等成分，在抗痴呆、脑保护、镇静、抗惊厥、抗抑郁、祛痰镇咳、保护心脑血管等方面具有良好活性。此外，远志具有刺激性及毒性，故伤脾胃，通过炮制、配伍能够使其刺激性及毒性降低。

知识拓展

中药的毒性：中药的毒性有广义和狭义之分。狭义的毒性指中药的毒副作用，与现代医学的毒副作用相当。广义的毒性通常指中药的"偏性"，如偏寒、偏热，指药物的作用趋势强烈或峻猛，是中药防病治病的基础。因此，不能片面地理解"是药三分毒"。1988 年，国务院发布的《医疗用毒性药品管理办法》将 28 种中药，包括砒石（红砒、白砒）、砒霜、水银、生马钱子、生川乌、生草乌、生白附子、生附子、生半夏、生南星、生巴豆、斑蝥、青娘虫、红娘虫、生甘遂、生狼毒、生藤黄、生千金子、生天仙子、闹羊花、雪上一枝蒿、红升丹、白降丹、蟾酥、洋金花、红粉、轻粉、雄黄列为毒性药品，并明确毒性药品的包装容器上必须印有毒药标志。这些药品的治疗剂量与中毒剂量相近，使用不当会致人中毒甚至死亡。《中国药典》在"性味归经"下对药材或饮片的毒性做了明确的标示，这部分标示了毒性的药材或饮片常称为毒性中药饮片，共收载了有毒性的中药饮片 83 种，其中大毒的 10 种、有毒的 42 种、小毒的 31 种，这些药品经过炮制后，毒性降低，安全性增加，在临床中配伍应用较多，效果显著。

石菖蒲①

【原文】

菖蒲辛温主（风寒湿）三痹，咳逆上气出声俱。开心（孔）通（九）窍补五脏，耳聋痈疮止尿宜。明耳目与温肠胃，久服不忘不惑迷。益心志及高志气，不老延年效无虚。

【词解】

①石菖蒲：原作"菖蒲"。

【译文】

石菖蒲，性温，味辛。主治风寒湿痹，降气治咳嗽、声音嘶哑，能开心窍、通利九窍、补益五脏，能治耳聋、消除痈肿疮疡、止遗尿，能使人耳聪目明、温煦肠胃，长期服用增强记忆力，使人头脑清醒不痴呆，能使人神志安定，志存高远，延年益寿。

【解读】

《中国药典》载石菖蒲辛、苦，温；归心、胃经；开窍豁痰，醒神益智，化湿开胃；用于神昏癫痫，健忘失眠，耳鸣耳聋，脘痞不饥，噤口下痢。《中国药典》还载有藏菖蒲。凉山州民间常用水菖蒲，具有温胃止痛的作用。石菖蒲芳香，为开窍宁神之要药，也可祛痰化浊，可作为香囊内容物。石恩骏言怪病多痰，于除痰消积、补益、痰湿痹症、咳逆上气等方中加石菖蒲除痰之力增而无涩滞之害。石菖蒲常与远志同用，具有治疗失眠、增强记忆力、延缓衰老和治疗抑郁等作用。

知识拓展

中药香囊：中药香囊源自中医"衣冠疗法"。佩香囊，是一种民俗，有着悠久的历史。凉山州第二人民医院每年都会根据西昌气候特点、流行病学特点和群众的需求，制作鼻炎香囊（白芷、麸炒苍术、广藿香、辛夷、荆芥等）、防感香囊（苍术、广藿香、薄荷、丁香等）和舒肝解郁香囊（玫瑰花等），香囊中的中药散发出的芳香气味，可直接作用于口鼻，起到宣通鼻窍、芳香辟秽、增强免疫、疏肝解郁的作用，受到广大群众的喜爱。

天　麻（苗即赤箭）

【原文】

赤箭辛温杀鬼精，根名天麻性甘平。蛊毒恶风气力益，久服长阴肥健人。功与芝同力参倍，服食上品仙家珍。

【译文】

赤箭，性温，味辛。成熟后，块茎为天麻，性平，味甘，能驱蛊毒、除恶风、增长力气。长期服用补阴，使人身体健壮。功用与灵芝相似，是人参的两倍，作为上品使用，如数家珍。

【解读】

《中国药典》载天麻甘，平；归肝经；息风止痉，平抑肝阳，祛风通络；用于小儿惊风，癫痫抽搐，破伤风，头痛眩晕，手足不遂，肢体麻木，风湿痹痛。天麻平肝息风，治头痛、眩晕、烦躁、痉挛、抽搐等，故言杀鬼精祛除蛊毒恶风。天麻为药食同源物质，民间常用天麻于久病、大病后，补益气血，通血脉。驱邪与补益功用并存。天麻用块茎，有野生和家种之分。使用时可将鲜品洗净切片后蒸1次，再晒干保存备用。凉山州昭觉县等地野生天麻颇多，然采收多不规范，实为可惜，天麻采收应在休眠期或恢复生长前采收。冬季采收的为冬麻，春季采收的为春麻，以冬麻质量为佳。现有天麻素注射液、天麻素片等，具有较好的镇静和安眠作用，对神经衰弱、失眠、头痛症状有缓解作用。研究发现天麻及其有效成分天麻素等具有抗凝、抗血小板聚集、降血压、降血脂、抑制心肌细胞凋亡、促血管生成、营养神经、抗抑郁、抗惊厥等作用。此外，天麻抗氧化应激、抗炎、保护神经元等作用的发现，表明天麻对中枢神经系统疾病具有良好的防治效果，为天麻药膳在中枢神经系统疾病中的广泛应用提供了科学依据。

知识拓展

药膳：在中医学理论的指导下，将药食同源物质与食物进行合理组方配伍，采用传统和现代烹饪工艺加工制作，具有独特的色、香、味、形、效，且有保健、防病、治病等作用的特殊膳食称为药膳。根据不同的制作方法，药膳可分为热菜类、凉菜类、饮料类、面点类、药酒类等。

车前仁

【原文】

前仁甘寒主癃闭①，痛止尿通水道利，土气行则痹湿除。耐老轻身久服趣。

【词解】

①癃闭：《神农本草经》作"气癃"。膀胱之气癃闭也。

【译文】

车前仁，性寒，味甘。主治癃闭，止尿痛，通利小便，行水气，除湿痹。长期服用可轻身，可延缓衰老，添加乐趣。

【解读】

车前仁，即车前子。《中国药典》载车前子甘，寒；归肝、肾、肺、小肠经；清热利尿通淋，渗湿止泻，明目，祛痰；用于热淋涩痛，水肿胀满，暑湿泄泻，目赤肿痛，痰热咳嗽。《神农本草经》未认识到车前子清肝明目、化痰之功，车前子入肝、肺经，常配伍清泻肝火、清肺化痰止咳之品。车前子打碎，包煎更佳。车前子，虽为通利之品，然利水而不伤阴。临床常言："利小便以实大便。"脾虚之人于健脾方中加车前子，除脾胃之湿气而扶正也。《神农本草经百种录》曰："凡多子之药皆属肾，故古方用入补肾药中。盖肾者，人之子宫也。车前多子，亦肾经之药。然以其质滑而气薄，不能全补，则为肾府膀胱之药。膀胱乃肾气输泄之道路也。"故有五子衍宗丸用车前子，清利肾之湿气也，济生肾气丸亦然。柯仪宇名老中医治疗男性不育症时，常用车前子。此外，车前草也可入药，有利湿清热、凉血止血的作用。

羌　活

【原文】

羌活气味苦甘辛，风寒所击气豚奔。金疮与疽及痫痉，女子疝瘕①服必应。

【词解】

①疝瘕：由寒凝气聚所致腹中包块，疼痛或伴有小便出白的病证。《诸病源候论》曰："疝者，痛也；瘕者，假也。其病虽有结瘕，而虚假可推移，故谓之疝瘕也。由寒邪与脏腑相搏所成。其病，腹内急痛，腰背相引痛，亦引小腹痛。脉沉细而滑者，曰疝瘕；紧急而滑者，曰疝瘕。"

【译文】

羌活，味苦、甘、辛。主治外感风寒，奔豚气上冲，金刃创伤，痈疽，癫痫抽搐，女子疝瘕。

【解读】

《中国药典》载羌活辛、苦，温；归膀胱、肾经；解表散寒，祛风除湿，止痛；用于风寒感冒，头痛项强，风湿痹痛，肩背酸痛。古代羌活、独活不分，陶弘景始分。《中国药典》载独活辛、苦，微温；归肾、膀胱经；祛风除湿，通痹止痛；用于风寒湿痹，腰膝疼痛，少阴伏风头痛，风寒夹湿头痛。羌活气味燥烈，发散力强，善走气分；独活气味较淡，发散力弱，善走血分。临床常配伍使用。《神农本草经》曰："独活味苦平。主风寒所击，金疮止痛，贲豚，痫痉，女子疝瘕。久服，轻身耐老。"独活治病以祛风湿、止痛为主，治"气豚奔""金疮""疽""痫痉""女子疝瘕"临床少见。羌活辛温，走窜，石恩骏于诸多病证中加入羌活为佐使，效果显著。现有治风寒湿邪外感之九味羌活颗粒，治风寒湿闭阻、肝肾两亏、气血不足所致痹症之独活寄生合剂。甄权《药性论》载独活主"皮肤苦痒"，《医宗金鉴》载："四物消风饮，生地三钱，当归二钱，荆芥、防风各一钱五分，赤芍、川芎、白鲜皮、蝉蜕、薄荷各一钱，独活、柴胡各七分。红枣肉二枚，水二盅，煎八分，去渣服。"周文瑞主任医师、陈国强州名中医常用之共奏宣通湿邪、祛风止痒之功，治湿疹、荨麻疹等。

升　麻

【原文】

升麻甘平苦微寒，瘟疫瘴（气）邪（气）时（气毒）疠捐。百毒能解蛊毒①（入口皆）吐（出），寒热头（痛）喉齿痛拈。杀（百）精（老）物（殃）鬼②消风肿，口疮中恶③腹痛全。久服更有不夭验，身可轻兮年可延。

【词解】

①中恶：a.病名，又称客忤、卒忤。感受秽毒或不正之气，突然厥逆，不省人事。《证治要诀》曰："中恶之证，因冒犯不正之气，忽然手足逆冷，肌肤粟起，头面青黑，精神不守；或错言妄语，牙紧口噤，或头旋晕倒，昏不知人。即此是卒厥、客忤、飞尸、鬼去。吊死、问丧、入庙、登冢，多有此病。苏合香丸灌之，候稍苏，以调气散和平胃散服，名调脉平胃散。"b.经外穴名。

②蛊毒：a.蛊毒所导致的各种疾病。《圣济总录》曰："蛊毒千品，种种不同，有得三年方死，有一月或百日乃死者。其为病亦各有异，或下鲜血，或好卧暗室，或心性反常，乍嗔乍喜，或四肢沉重酸痛，缓与急皆有殊也。且以五蛊推之，有蛇蛊，有蜥蜴蛊，有蜣螂蛊，有虾蟆蛊，有草蛊。"《医学纲目》曰："夫中蛊毒者，令人心腹绞痛，如有物吐出，皆如烂肉。"b.代指怪异疾病的病因。

③百精老物殃鬼：a.指病证，各种疑难杂病的总称。常出现突然的心腹刺痛，吐血下血，谵妄歌哭等。b.古指病因病机认识不清的疾病。c.泛指神志病，类似于癫痫发作的状态，扑朔迷离，不可捉摸。

【译文】

升麻，性平、微寒，味甘、苦。主治瘟疫、瘴气、四时邪气、疠气，能解各种毒，治蛊毒、散寒热、止头痛、咽喉痛、牙齿痛，能驱妖魔鬼怪、散风、消肿，治口腔溃疡、中恶、腹痛。长期服用能避免早死，可轻身，延年益寿。

【解读】

《中国药典》载升麻辛、微甘，微寒；归肺、脾、胃、大肠经；发表透疹，清热解毒，升举阳气；用于风热头痛，齿痛，口疮，咽喉肿痛，麻疹不透，阳毒发斑，脱肛，子宫脱垂。《神农本草经》主要言升麻的解毒作用，用于各种毒邪病证。会理市民间常用升麻地上部分煎水服或洗澡预防和治疗外感疾病，现代研究认为升麻可通过调控炎症因子的分泌而发挥抗炎作用，也可通过减少 DNA 合成发挥抗病毒作用。《神农本草经》未认识到升阳的作用。《内外伤辨惑论》曰："脾胃不足之证，须用升麻、柴胡，苦平味之薄者，阴中之阳，引脾胃中清气行于阳道及诸经，生发阴阳气，以滋春生之和也。"补中益气汤、益气升阳汤、升阳益胃汤等诸益气方均以升麻升举元气，为使药。

茵　陈①

【原文】

茵陈气味寒平苦，风湿寒热邪气主。热结黄疸②效无虚，久服生阳益气溥。

【词解】

①茵陈：原作"茵陈蒿"。
②黄疸：原作"黄瘅"，径改。

【译文】

茵陈，性平、寒，味苦。主治风湿、寒热等邪气所致之病，内热郁结，黄疸，疗效确切。长期服用，生阳益气。

【解读】

《中国药典》载茵陈苦、辛，微寒；归脾、胃、肝、胆经；清利湿热，利胆退黄；用于黄疸尿少，湿温暑湿，湿疮瘙痒。在临床上，茵陈为"退黄之圣药，活肝之要药"，湿热黄疸、寒湿黄疸均可治疗，现有中成药茵栀黄颗粒、熊胆舒肝利胆胶囊等。民谚曰："三月茵陈四月蒿，五月六月当柴烧。"茵陈采收期异常重要，春季采收的习称"绵茵陈"，秋季采收的称"花茵陈"。《医学衷中参西录》曰："《名医别录》谓其利小便，除头热，亦清肝胆之功效也。其性颇近柴胡，实较柴胡之力柔和，凡欲提出少阳之邪，而其人身弱阴虚不任柴胡之升散者，皆可以茵陈代之。"临床可资参考。石恩骏言怪病多痰，痰与湿生，于治痰诸方中加茵陈，皆有郁热者尤其适用。柯仪宇名老中医治疗痛经，常用茵陈，取"推陈出新"之意。

菊　花

【原文】

菊花苦平主诸风，目欲脱兮泪出凶，头眩肿痛肌肤死，恶风湿痹气血功。

【译文】

菊花，性平，味苦。主治外感风邪、眼睛胀痛欲脱、迎风流泪、头目眩晕肿痛、肌肤不仁、恶风、风湿痹痛、气血不利。

【解读】

《中国药典》载菊花甘、苦，微寒；归肺、肝经；散风清热，平肝明目，清热解毒；用于风热感冒，头痛眩晕，目赤肿痛，眼目昏花，疮痈肿毒。治外感风邪，用《温病条辨》桑菊饮，菊花剂量极其小，所谓"治上焦如羽（非轻不举）；治中焦如衡（非平不安）；治下焦如权（非重不沉）"。菊花为利气血之良药。张树生云："菊花味苦，'苦走血'（《灵枢》），苦泄清理，能除血中热毒，血洁瘀去，而利血气。""菊花味甘，微寒，养阴益肝，平肝摄降，以去上实，则血气利。""菊花长于平肝，抑木气之横逆，则血气利。"在临床上可用于中风、冠心病、肾衰竭、眼疾等。菊花禀天地秋金肃杀之气，不可多服，伤脾伤肾也。肝胆湿热、相火偏旺者尤宜。柯仪宇名老中医治疗眼疾常用菊花外洗和配方内服，在更年期患者、眼疾患者中，喜用杞菊地黄丸。《太平惠民和剂局方》菊睛丸，治肝肾不足、眼目昏暗、瞻视不明、茫茫漠漠、常见黑花、多有冷泪，方用枸杞子、巴戟天、甘菊花、肉苁蓉，组方妙哉。《神农本草经疏》曰："生捣最治疗疮，血线疔尤为要药。疔者，风火之毒也，三六九十二月，采叶、茎、花、根四物，并阴干百日，等分捣末，酒调下钱许。"陈国强州名中医等常用菊花治疗疮，临床也有用野菊花者，清热解毒力更甚。菊花叶、茎、花、根四物皆入药，实现了资源的综合利用，今还用菊花秆做饲料等。菊花，按颜色有黄色菊花、白色菊花之别；按产地有亳菊、杭菊、滁菊、怀菊、祁菊等。

龙　胆^①

【原文】

龙胆苦涩气大寒，能除寒热于骨间。惊痫^②邪气绝伤续，定（五）脏杀蛊（毒）效多般。

【词解】

①龙胆：原作"龙胆草"。

②惊痫：惊风、痫证。《诸病源候论》曰："惊痫者，起于惊怖大啼，精神伤动，气脉不定，因惊而发作成痫也。"《小儿卫生总微论方》曰："小儿惊痫者……轻者，但身热面赤，睡眠不安，悸惕上窜，不发搐者，此名惊也；重者，上视身强，手足拳，发搐者，此名痫也。"

【译文】

龙胆，性大寒，味苦涩。能除骨头间的寒热邪气，治惊风、痫证、筋骨损伤，能安和五脏，有效消除多种蛊毒。

【解读】

《中国药典》载龙胆苦，寒；归肝、胆经；清热燥湿，泻肝胆火；用于湿热黄疸，阴肿阴痒，带下，湿疹瘙痒，肝火目赤，耳鸣耳聋，胁痛口苦，强中，惊风抽搐。在临床上，龙胆指龙胆根，龙胆草指龙胆地上部分或全草，功效相似，用量不同。龙胆，入肝胆，肝主筋，热盛风动，故泻肝胆火而治"惊痫"，除肝胆火而"定五脏"。《太平惠民和剂局方》载有龙胆泻肝汤，今有中成药龙胆泻肝胶囊，具有清肝胆、利湿热的功效，用于治疗肝胆湿热所致的头晕目赤、耳鸣、耳聋、耳肿疼痛、胃痛口苦、尿赤涩痛、湿热带下、痤疮等。龙胆苦寒，柯仪宇名老中医、周文瑞主任医师，常用此药治阴肿阴痒、带下、湿疹瘙痒等，一日用量3 g。《医学衷中参西录》曰："味苦微酸，性寒，色黄属土，为胃家正药。其苦也，能降胃气、坚胃质；其酸也，能补益胃中酸汁、消化饮食。凡胃热气逆、胃汁短少、不能食者，服之可以开胃进食，西人浑以健胃药称之，似欠精细。为其微酸属木，故又能入胆肝、滋肝血、益胆汁、降肝胆之热使不上炎，举凡目疾、吐血、衄血、二便下血、惊痫、眩晕、因肝胆有热而致病者，皆能愈之。其泻肝胆实热之力，数倍于芍药，而以敛戢肝胆虚热，固不如芍药也。"颇为新奇。现代研究发现龙胆主要成分龙胆苦苷在抗炎、止痛、保肝利胆、健胃解痉、抗肿瘤、治疗神经系统疾病等方面具有很好的疗效。

紫　苏

【原文】

紫苏辛温主下气，杀谷除（饮）食口臭辟。（辟）恶气（去）邪毒俱能消，子梗枝叶用各异。

【译文】

紫苏，性温，味辛。主治降气，消食除积，治口臭，辟秽，能除恶气、邪毒，子、梗、枝叶作用不同。

【解读】

紫苏，子、梗、叶皆入药。《中国药典》载紫苏子辛，温；归肺经；降气化痰，止咳平喘，润肠通便；用于痰壅气逆，咳嗽气喘，肠燥便秘。紫苏梗辛，温；归肺、脾经；理气宽中，止痛，安胎；用于胸膈痞闷，胃脘疼痛，嗳气呕吐，胎动不安。紫苏叶辛，温；归肺、脾经；解表散寒，行气和胃；用于风寒感冒，咳嗽呕恶，妊娠呕吐，鱼蟹中毒。《神农本草经读》曰："气味辛，微温，无毒。主下气，杀谷除饮食，辟口臭，去邪毒，辟恶气。久服通神明，轻身耐老""其子下气尤速；其梗下气宽胀，治噎膈、反胃，止心痛；旁小枝通十二经关窍脉络"。在临床上紫苏子常炒用，用于降气化痰，如苏子降气汤、三子养亲汤；紫苏梗常用于胎动不安，妊娠呕吐，妊娠腹胀；紫苏叶常用于外感风寒，如杏苏散。紫苏芳香解毒，古时用于防治瘟疫，如《韩氏医通》五瘟丹（黄芩、黄山栀、黄柏、黄连、甘草、香附子、紫苏、锦纹大黄、朱砂、雄黄等），紫苏叶以叶背面色紫为主要标志，当注意鉴别。柯仪宇名老中医暑天常用紫苏梗解暑，对于妊娠呕吐者用紫苏梗和胃止呕、安胎。

莲 米

【原文】

莲米甘平主补中，益气力兮养神工。善除百疾更久服，不饥轻身延年终。

【译文】

莲米，性平，味甘。主补中益气，能增加力气、安神养心。长期服用，善于治疗多种疾病，使人不饿、身轻，延年益寿。

【解读】

莲米即《神农本草经》载藕实茎，《中国药典》称莲子。《中国药典》载莲子甘、涩，平；归脾、肾、心经；补脾止泻，止带，益肾涩精，养心安神；用于脾虚泄泻，带下，遗精，心悸失眠。在临床上去心用，入药常用红莲子，食疗常用白莲子。莲子心单独入药，《中国药典》载莲子心苦，寒；归心、肾经；清心安神，交通心肾，涩精止血；用于热入心包，神昏谵语，心肾不交，失眠遗精，血热吐血。莲，全身均可入药。《证类本草》按曰："《尔雅》及陆机疏，谓荷为芙蕖，江东呼荷。其茎茄；其叶蕸（加遐二音或作葭）；其本蔤（土笔切），茎下白蒻（音若）在泥中者；其华未发为菡萏，已发为芙蓉；其实莲，莲谓房也；其根藕……凡此数物，今人皆以中药。藕生食，其茎主霍乱后虚渴烦闷，不能食及解酒食毒。花镇心，益颜色，入香尤佳。荷叶止渴，杀蕈毒。今妇人药多有用荷叶者。叶中蒂，谓之荷鼻。主安胎，去恶血，留好血。实主益气。"莲子，药食同源，做食品者更多，如藕粉、八宝粥。莲子能养精神，如《太平惠民和剂局方》清心莲子饮（黄芩、麦冬、地骨皮、车前子、甘草、石莲肉、白茯苓、黄芪、人参）。《万病回春》曰："治心中烦躁，思虑忧愁抑郁，小便赤浊，或有沙漠，夜梦遗精、遗沥涩痛，便赤，如或酒色过度，上盛下虚，心火上炎，肺金受克，故口苦咽干，渐成消渴，四肢倦怠，男子五淋，妇人带下赤白、五心烦热。此药温平，清火养神秘精，大有奇效。"总之，莲子补脾止泻，止带，益肾涩精，养心安神；莲子心清心安神，交通心肾，涩精止血；莲须清心固肾，涩精止血；荷叶清暑利湿，升阳止血；荷梗清热解暑；藕节化瘀止血；藕节炭收涩止血。中医药还有着丰富的文化意蕴，周敦颐《爱莲说》曰："出淤泥而不染，濯清涟而不妖"。

知识拓展

中医药文化：中医药文化是中华民族优秀传统文化的重要组成部分，是中医药理论与实践的精神财富和思想基础，是中医药发展与创新的灵魂和动力，是中医药特色与优势的彰显和体现。中医药文化以"天人合一"的宇宙观、"中庸"的认识论和"道法自然"的方法论为核心内涵。中医药文化核心价值可凝练为"仁、和、精、诚"四个字，即医心仁、医道和、医术精、医德诚。

鸡头实①

【原文】

芡实甘涩补中嵥②，湿痹腰脊膝痛安。益精（气）强志③除暴疾，耳聪目明久服仙。

【词解】

①鸡头实：即芡实。
②嵥：读 zhuān，同"专"，如"嵥送""嵥达"。
③强志：增强肾志。肾藏志，补益肾精，使肾气上交于心，心肾交通则志强。

【译文】

芡实，味甘涩。补中焦脾胃，治湿痹、腰脊痛、膝痛，补益精气，增强肾志，消除急性病，使人耳聪目明。长期服用使人长寿。

【解读】

《中国药典》载芡实甘、涩，平；归脾、肾经；益肾固精，补脾止泻，除湿止带；用于遗精滑精，遗尿尿频，脾虚久泻，白浊，带下。暴急之病，多因中气大虚，芡实补中，故言治"暴疾"。芡实除湿健脾，补肾，肾藏精与志，故言"强志"。芡实为补虚食疗之佳品。陈士铎曰："芡实……止腰膝疼痛，益精，令耳目聪明……久食延龄益寿，视之若平常，用之大有利益……况芡实不但止精，而亦能生精也，去脾胃中之湿痰，即生肾中之真水。"《敦煌医学文献辑注》载神仙粥："山药蒸熟，去皮，一斤，鸡头实半斤，煮熟去谷，捣为末，入粳［米］半升，慢火煮成粥，空心食之，或韮（韭）子末二三两在内尤妙，食粥后用好热酒，饮三盃（杯）妙，此粥善补虚劳，益气强志，壮元阳，止泄，精神妙。"可供参考。柯仪宇名老中医常用薏苡仁、茯苓、芡实、白术、陈皮等，煎汤代茶饮健脾利湿。

脂　麻①

【原文】

巨胜甘平补五内，伤中虚赢长（肌）肉对。益气力兮髓脑填，服食上品真足贵。

【词解】

①脂麻：即芝麻，又名巨胜。《神农本草经》称胡麻。

【译文】

芝麻，性平，味甘。补五脏，治中焦脾胃虚损、赢瘦，能长肌肉，益精气，增力量，补脑髓，被列为上品，弥足珍贵。

【解读】

芝麻有黑白两种，一般以色黑者佳，药食同源，为食疗佳品。《中国药典》载黑芝麻甘，平；归肝、肾、大肠经；补肝肾，益精血，润肠燥；用于精血亏虚，头晕眼花，耳鸣耳聋，须发早白，病后脱发，肠燥便秘。黑芝麻乌须发、通便、祛风湿、强筋骨等作用为后世所常用。

益母草（子充蔚①）

【原文】

充蔚辛温主明目，除水气与益精服。茎叶甘寒独安胎，益母名儿知也不。

【词解】

①子充蔚：即茺蔚子，为益母草子。

【译文】

茺蔚子，性温，味辛。主明目，利水消肿，补益精气。茎叶，性寒，味甘，治胎产诸疾，又名益母。

【解读】

《中国药典》载茺蔚子辛、苦，微寒；归心包、肝经；活血调经，清肝明目；用于月经不调，经闭痛经，目赤翳障，头晕胀痛。柯仪宇名老中医认为茺蔚子性温，用生品，不用炒茺蔚子。《中国药典》载益母草苦、辛，微寒；归肝、心包、膀胱经；活血调经，利尿消肿，清热解毒；用于月经不调，痛经经闭，恶露不尽，水肿尿少，疮疡肿毒；孕妇慎用。茺蔚子、益母草功效相似，但茺蔚子兼有明目益精之功，行中有补。《神农本草经》强调茺蔚子之温，《神农本草经疏》曰："此药补而能行，辛散而兼润者也。目者，肝之窍也，益肝行血，故明目益精。其气纯阳，辛走而不守，故除水气。"《医方类聚》引《龙树菩萨眼论》茺蔚子丸（茺蔚子、泽泻、枸杞子、石决明、青葙子、枳壳、地黄、细辛、宣莲、麦冬等）治热疾后、眼翳及疼痛。现代茺蔚子多用于血瘀证；瞳孔散大、血虚无瘀者慎用；有横纹肌溶解不良反应的报道。《本草纲目》曰茺蔚子："治妇女经脉不调，胎产一切血气诸病，妙品也。"目前已从茺蔚子中分离得到环肽类、三萜类、黄酮类、甾醇类等化学成分，具有收缩子宫、降血压、抗氧化、保护神经、抗肿瘤、抗炎、抗病毒等药理作用。在临床上有多种益母草相关中成药。凉山州冕宁县有益母草种植基地。

茜 草

【原文】

茜草苦寒名芦茹，风寒湿痹俱可措。补中黄疸咸用之，色红活血功效著。

【译文】

茜草，性寒，味苦。又名芦茹，主治寒湿风痹，补中焦，治黄疸。颜色鲜红者活血作用显著。

【解读】

《中国药典》载茜草苦，寒；归肝经；凉血，祛瘀，止血，通经；用于吐血，衄血，崩漏，外伤出血，瘀阻经闭，关节痹痛，跌扑肿痛。茜草性寒，治热痹，也于热药中加茜草治疗寒痹。茜草治黄疸，似无补益作用，然脾居中焦，喜燥而恶湿，常为湿热所伤，茜草性寒，清里热，则中得补，故言"补中"。茜草性寒而通经活络，非桂枝等能及。在临床上用茜草炒炭止血。茜草价格较高，伪品多，鉴别以色红、断面散在小孔、无木心为特征。有地方用大叶茜草代替茜草，价廉，功效相似。茜草具有蒽醌类、萘醌类、多糖类等化学成分，具有抗氧化、抗炎、止痛、止血、抗肿瘤、抗感染、保护神经、保肝、升高白细胞及调节免疫等药理作用。

茯苓

【原文】

茯苓甘平利小便，忧恚惊邪恐悸散。寒热烦满咳逆攻，心下结痛服不见。胸胁①逆气②口舌干，久服神养魂安踮。赤破结气诸水平，小肠膀胱湿热验。

【词解】

①胸胁：前胸和两腋下肋骨部位的统称。

②逆气：逆，逆者，不顺也，反向，倒着。逆气即气机上逆，气机上冲。《神农本草经读》曰："胸为肺之部位，胁为肝之部位，其气上逆则忧恚惊邪恐悸，七情之用因而弗调。"

【译文】

茯苓，性平，味甘。治疗小便不利、忧愁厌恨、惊恐胆怯、心悸、恶寒发热、心烦满闷、咳嗽气逆、心下满痛、胸胁逆气、口干舌燥。久服养心安神。赤茯苓，主治气结、小肠湿热、膀胱湿热。

【解读】

《中国药典》载茯苓甘、淡，平；归心、肺、脾、肾经；利水渗湿，健脾，宁心；用于水肿尿少，痰饮眩悸，脾虚食少，便溏泄泻，心神不安，惊悸失眠。茯苓常用干燥菌核中间部分，切成小方块，称为中心茯苓丁，为上等，去外皮（茯苓皮）直接切者稍次。赤茯苓为茯苓干燥菌核近外皮部的淡红色部分。茯神木为茯苓菌核中间的松根或松干，具有平肝息风、宁心安神的作用，用于中风不语、痉挛抽搐、惊悸健忘。茯神为茯苓菌核天然抱有木心者。安神，治疗失眠常用茯神，有时也用朱砂拌茯苓。《神农本草经》强调茯苓"利小便"，为治疗作用的关键，《世补斋医书》云："茯苓一味，为治痰主药，痰之本，水也，茯苓可以行水。痰之动，湿也，茯苓又可行湿。"小便通，则水湿除，痰饮气逆诸证消。茯苓健脾补中，用于脾虚诸证，如参苓白术散等。茯苓为大宗中药材，用量极大。罗伦才省名中医喜用茯苓，而且用量较大，如苓桂术甘汤。目前，首个按《古代经典名方目录》管理的中药复方制剂（即中药3.1类新药）苓桂术甘颗粒获批上市。《金匮要略》记载："心下有痰饮，胸胁支满，目眩，苓桂术甘汤主之""夫短气有微饮，当从小便去之，苓桂术甘汤主之"。苓桂术甘汤为温化水湿的代表方，具有温阳化饮、健脾利湿功效。现代研究发现茯苓含三萜类、多糖类、甾醇类、挥发油类等成分，以多糖类和三萜类为主，具有利水渗湿、保肝、抗肿瘤、抗氧化、抗衰老、调节免疫等药理作用，多用于治疗肾炎、结肠炎、泌尿道感染、肝炎等疾病。茯苓健脾除湿，扶正祛邪，故作为食疗的佳品，茯苓粥、茯苓粉、茯苓饮等数不胜数。

猪　苓

【原文】

猪苓甘平利水道，气化毒解痎疟[1]效。蛊痊[2]不祥咸赖之，轻身耐老久服到。

【词解】

[1]痎疟：痎，读 jiē，两天一发的疟疾。痎疟，疟疾的总称。《素问》曰："夏伤于暑，秋为痎疟。"

②蛊疰：疰，读 zhù，同"注"，指发于夏令的季节性疾病，症状是微热食少，身倦肢软，渐见消瘦。蛊疰，水毒之病，通过利水来治疗。《千金要方》曰："万病丸，治蛊疰，四肢浮肿，肌肤消索，咳逆腹大如水状，死后转易家人。"

【译文】

猪苓，性平，味甘。治疗小便不利、气化不利，能解毒，治疟疾、蛊毒。长期服用轻身，长寿。

【解读】

《中国药典》载猪苓甘、淡，平；归肾、膀胱经；利水渗湿；用于小便不利，水肿，泄泻，淋浊，带下。利水道，为猪苓治疗作用的关键，通调一身的水液运行，吸收精华，排除废料，如五苓散为利水之祖方，今有五苓胶囊，能温阳化气，利湿行水，用于阳不化气、水湿内停所致的水肿，症见小便不利、水肿腹胀、呕逆泄泻、渴不思饮。在临床上猪苓可作食疗，有扶正、调节免疫之功。《神农本草经》将猪苓列为中品。现代研究表明猪苓含多糖类、甾体类、蛋白质、氨基酸、维生素及微量元素等化学成分，有抗肾间质纤维化、利尿、抗肿瘤、抗炎、抗氧化、调节免疫、保肝、抗辐射、抗诱变、抑菌、促进头发生长等药理作用，其主要成分麦角甾醇具有逆转肿瘤多药耐药的作用。

桂 枝

【原文】

桂枝辛温利关节，补中益气与吐吸。上气咳逆尤重之，结气喉痹效无敌。久服通神能轻身，不老益多更奇特。今人认为表散者，太把此药来埋没。

【译文】

桂枝，性温，味辛。治疗关节不利，补益阳气，主呼吸。治咳嗽气喘，气机郁结，喉痹。长期服用，使人如通晓神灵一般，能轻身，使人不易衰老。现在的人认为桂枝只能发表散寒，真的是把这个药埋没了。

【解读】

《中国药典》载桂枝辛、甘，温；归心、肺、膀胱经；发汗解肌，温通经脉，助阳化气，平冲降气；用于风寒感冒，脘腹冷痛，血寒经闭，关节痹痛，痰饮，水肿，心悸，奔豚。桂枝，《神农本草经》称牡桂，同时载有菌桂。桂枝，古时候桂枝用树皮，现称肉桂；现代桂枝用嫩枝，以枝细、油性大者为佳。桂枝利关节，止痹痛，陈年寒痹加附子、细辛之类，热者加黄柏，湿者加薏苡仁。桂枝和肉桂均治疗中焦虚寒，振奋中焦阳气，即"补中益气"，列为上品，故云"久服通神能轻身，不老益多更奇特"。治喉痹者，"少阴病，咽中痛，半夏散及汤主之"。治上气咳逆者，桂枝发汗解肌，温通经脉，止咳平喘，如麻黄汤、桂枝汤、小青龙汤等。治结气者，桂枝温通经脉，散寒逐瘀也，如温经汤、桂枝茯苓丸，今都有中成药。

肉　桂①

【原文】

安桂辛温养精神，主百病兮颜色莹。先为诸药聘通使，（久服）媚好如童面光生。

【词解】

①肉桂：原作"菌桂"，又称安桂。

【译文】

肉桂，性温，味辛。能调养精神，主治多种疾病，使人容颜美丽。肉桂为诸药的使药，使药力先达病所。长期服用，使人容颜姣好，美丽光泽，如童子般年轻。

【解读】

《中国药典》载肉桂辛、甘，大热；归肾、脾、心、肝经；补火助阳，引火归原，散寒止痛，温通经脉；用于阳痿宫冷，腰膝冷痛，肾虚作喘，虚阳上浮，眩晕目赤，心腹冷痛，虚寒吐泻，寒疝腹痛，痛经经闭。肉桂，性大热，为温补要药，引火归原，专治上热下寒之病，寒性体质用之，养精神，和颜色，用量不宜过大。柯仪宇名老中医在临床中治疗上热下寒之病，常加肉桂 3 g（2 日量）。肉桂为厨房香料，散寒调味也。省名中医刘兰华，在失眠患者治疗中常加交泰丸，交通心肾也。陈国强州名中医常用左归丸、右归丸辨证治疗男性不育症，阴中求阳，阳中求阴也。

橘　皮

【原文】

橘皮味苦气辛温，胸中瘕热逆气平。善利水谷再长服，下气去臭通神明。

【译文】

橘皮，性温，味苦、辛。治疗胸中癥瘕发热、气逆上行，善于健脾利水、消食，长期服用，可除口臭、降气、益智，如通晓神明一般。

【解读】

橘皮，晒干后称陈皮。《中国药典》载陈皮苦、辛，温；归肺、脾经；理气健脾，燥湿化痰；用于脘腹胀满，食少吐泻，咳嗽痰多。陈皮以理气除痰为主要功效，现临床常配伍半夏。肺主气，气滞则痰、食、血等成癥瘕，肺气上逆，胃气上逆，陈皮理气，故均可治，如二陈汤、橘皮汤等。陈皮消食，如四君子汤加陈皮，治小儿虚冷、呕吐腹泻、不思乳食。新鲜橘皮苦涩，放置后药性缓和，药味颇佳，故古有"越陈越贵"之说，《珍珠囊指掌补遗药性赋》载"六陈歌"曰："枳壳陈皮半夏齐，麻黄狼毒及吴萸，六般之药宜陈久，入药方知奏效奇。"但并不是说"越陈越好"，张山雷说："新会皮，橘皮也，以陈年者辛辣之气稍和为佳，故曰陈皮。""稍和"两字即放置有度，并不是无期限放置。

枸　杞

【原文】

枸杞苦寒主热中[1]，五内邪气消渴镕，周痹风湿服再久，坚（筋）骨不老耐暑冬。

【词解】

①热中：古病名，指善食易饥、小便频数的病证。

【译文】

枸杞，性寒，味苦。主治热中、五脏病邪、消渴、周痹、风湿。长期服用，可使人筋骨强壮，不易衰老，忍耐寒暑。

【解读】

《证类本草》曰："枸杞，味苦寒。根大寒，子微寒，无毒。主五内邪气，热中，消渴，周痹，风湿，下胸胁气，客热、头痛。补内伤，大劳嘘吸，坚筋骨，强阴，利大小肠。久服坚筋骨，轻身不老，耐寒暑。"《神农本草经》所载枸杞，为枸杞的全株。枸杞根称地骨皮，果实称枸杞子，叶称天精草。枸杞子，目前认为以宁夏枸杞为佳，新疆产者味甜，河北产者籽多，内蒙古产者也佳。

《中国药典》载枸杞子甘，平；归肝、肾经；滋补肝肾，益精明目；用于虚劳精亏，腰膝酸痛，眩晕耳鸣，阳萎遗精，内热消渴，血虚萎黄，目昏不明。《中国药典》载地骨皮甘，寒；归肺、肝、肾经；凉血除蒸，清肺降火；用于阴虚潮热，骨蒸盗汗，肺热咳嗽，咯血，衄血，内热消渴。《药性论》载天精草："补益精诸不足，易颜色变白、明目、安神。和羊肉做羹，益人，甚除风；明目；若渴可煮作饮，代茶饮之。发热诸毒烦闷，可单煮汁解之，能消热面毒，主患眼风障、赤膜昏痛，取叶捣汁注眼中。"《神农本草经》言枸杞除"五内邪气"，既清虚热，又清实热。治消渴，枸杞子长于治肾精不足之渴，地骨皮长于治阴虚火旺之渴，天精草长于治肺热之渴。治周痹风湿者，如《千金要方》地骨皮与萆薢、杜仲配伍，除湿清热定痛。枸杞色红养心，除风明目，柯仪宇名老中医有每日嚼食枸杞子10粒的习惯，八十高龄，耳聪目明，坚持中医专家门诊。今有黑枸杞者，《晶珠本草》载黑枸杞味甘，性平，清心热，对心脏疾病、月经不调、更年期等疾病的治疗具有疗效。

木 香

【原文】

木香辛温主淋露①，毒疫瘟鬼强志措。善治邪气在感交，久服不魇寐梦寐②。

【词解】

①淋露：指膀胱气化不利、小便淋漓之病。

②魇寐梦寐：指噩梦离奇，如重物压身，突然惊醒。《神农本草经》云："梦寐魇寐。"《肘后备急方》曰："魇卧寐不寤者，皆魂魄外游，为邪所执。"丹砂也言之。

【译文】

木香，性温，味辛。主治淋露、毒疫、瘟疫，增强肾志，善于治秽浊侵袭之病。长期服用不做噩梦，睡眠好。

【解读】

《中国药典》载木香辛、苦，温；归脾、胃、大肠、三焦、胆经；行气止痛，健脾消食；用于胸胁、脘腹胀痛，泻痢后重，食积不消，不思饮食。煨木香实肠止泻，用于泄泻腹痛。《中国药典》还载有土木香和川木香。《神农本草经》强调木香，芳香气烈，故能化浊辟秽，如苏合香丸等，治毒疫瘟鬼为患。现代主要用于调理脏腑气机，如木香顺气丸、香砂六君丸等，今有相应的中成药。《本草求真》载："木香……下气宽中，为三焦气分要药。然三焦则又以中为要。故凡脾胃虚寒凝滞，而见吐泻停食，肝虚寒入，而见气郁气逆，服此辛香味苦，则能下气而宽中矣。中宽则上下皆通，是以号为三焦宣滞要剂。"在临床上，木香常煨用，缓和其燥性，另包，后下5分钟。现代研究发现木香含有倍半萜类、木脂素类、挥发油类等化学成分，在治疗消化道疾病、肝胆疼痛、抗炎、解痉等方面有较好的作用。

杜　仲

【原文】

杜仲辛平益精气，腰膝痛与补中暨。阴下痒湿筋骨坚，强志能止尿余①沥。

【词解】

①余：原作"馀"，同"余"。下同。

【译文】

杜仲，性平，味辛。能补益精气，治腰膝疼痛，能补中，止阴痒，能使筋骨强健，增强肾志，治疗小便淋漓不尽。

【解读】

《中国药典》载杜仲甘，温；归肝、肾经；补肝肾，强筋骨，安胎；用于肝肾不足，腰膝酸痛，筋骨无力，头晕目眩，妊娠漏血，胎动不安。杜仲主腰脊痛，为"腰膝之专药"，补肝肾，强筋骨，治肾阳不足诸证，但无健脾补中之功。《本草汇言》引《直指》云："凡下焦之虚，非杜仲不补，下焦之湿，非杜仲不利，腰膝之疼，非杜仲不除，足胫之酸，非杜仲不去。"故止阴痒，治小便淋漓不尽。《本草正》载杜仲"暖子宫""安胎气"。柯仪宇名老中医在月经不调、先兆流产等疾病中常用杜仲。杜仲是我国特有的珍稀濒危二类保护植物，会理端午药市还有金丝杜仲、银丝杜仲入药者。杜仲其皮、叶、雄花和种子均具有药用价值和食用价值，含有木脂素类、环烯醚萜类、黄酮类、苯丙素类、萜类和甾体类等化学成分，具有抗骨质疏松、抗炎、抗菌、保护神经、降血压、降血糖、降血脂、调节免疫、抗病毒、安胎、保护肝肾等药理作用，广泛应用在医药、保健食品、饲料添加剂及日化用品等多个领域。

桑白皮

【原文】

桑皮甘寒主羸瘦，五劳六极伤中就。崩中脉绝且补虚，益气生用方能够。

【译文】

桑白皮，性寒，味甘。主治消瘦羸弱、五种虚劳、六种极度虚损、崩漏、脉微，能补虚，益气宜生用。

【解读】

《中国药典》载桑白皮甘，寒；归肺经；泻肺平喘，利水消肿；用于肺热喘咳，水肿胀满尿少，面目肌肤浮肿。泻肺平喘，常用蜜桑白皮；利水消肿，常用生桑白皮。《神农本草经》将桑白皮列为中品，多言补虚。现代多用于泻肺热、化痰止咳，如《小儿药证直诀》泻白散，用地骨皮、桑白皮、甘草、粳米，清泻肺热，平喘止咳，培土生金，可治疗肺炎、咳嗽、支气管炎、鼻衄、痤疮、支气管扩张症、感染后咳嗽、便秘等病证，为国家公布的经典名方之一。

知识拓展

桑树：桑树为桑科植物桑，为落叶乔木，桑树全身都是宝，桑叶、桑枝、桑葚、桑白皮均可做药。桑叶疏散风热，清肺润燥，清肝明目，用于风热感冒、肺热燥咳、头晕头痛、目赤昏花，常经初霜后采收。桑枝祛风湿，利关节，用于风湿痹病，肩臂、关节酸痛麻木，今有桑枝总生物碱片治疗 2 型糖尿病。桑葚滋阴补血，生津润燥，用于肝肾阴虚、眩晕耳鸣、心悸失眠、须发早白、津伤口渴、内热消渴、肠燥便秘，民间常用桑葚膏治脱发。四川德昌县为"中国果桑之乡"。

桑寄生

【原文】

寄生甘平主腰痛，坚发齿兮充肌（肤）用。男长须眉女安胎，小儿背（强）痈（肿）亦堪重。

【译文】

桑寄生，性平，味甘。主治腰痛，能使头发、牙齿坚固，充养肌肤，促进男性须眉生长，能安胎，也可治疗小儿项背强直，痈疽肿痛。

【解读】

《中国药典》载桑寄生苦、甘，平；归肝、肾经；祛风湿，补肝肾，强筋骨，安胎元；用于风湿痹痛，腰膝酸软，筋骨无力，崩漏经多，妊娠漏血，胎动不安，头晕目眩。蒲悉生言桑寄生甘，而《神农本草经》言苦。桑寄生安胎，补益肝肾，如胎儿寄生于母体，同气相求之意。《神农本草经》首载桑寄生，《本草经集注》载其形态，考证为今槲寄生。桑寄生与槲寄生形态各异，同时桑寄生主产于南方，槲寄生主产于北方，寄生原树种大致不同，然功用相似。桑寄生具有黄酮类、萜类、甾醇类、苯丙素类、姜黄素类、酚酸类、挥发油类和糖类等化学成分，具有抗炎、抗肿瘤、抗氧化、抗骨质疏松、抑菌、抗病毒、降血糖、降血压、降血脂及保护神经等作用。

槐　角

【原文】

槐角苦寒止唾涎，五内邪（气）热[①]（补）绝伤痊。五痔火疮妇乳瘕，子藏急痛妙难言。

【译文】

槐角，性寒，味苦。治疗口水过多，五脏外邪引起的发热、筋脉绝伤、五种痔疮、火疮、妇女乳房包块、子宫拘挛疼痛。

【词解】

①五内邪气热：五内，即五脏。邪气热，外邪引起的发热。

【解读】

槐角，《神农本草经》称槐实，槐实包括今之槐花和槐角。《中国药典》载槐角苦，寒；归肝、大肠经；清热泻火，凉血止血；用于肠热便血，痔肿出血，肝热头痛，眩晕目赤。槐角，主治内热，泄热力强，如地榆槐角丸，今为中成药。《神农本草经疏》曰："槐实……味苦（气）寒而无毒……其主五内邪气热者，乃热邪实也；涎唾多者，脾胃有热也；伤绝之病，其血必热；五痔由于大肠火热，火疮，乃血为火伤；妇人乳瘕，肝家气结血热所成；子脏急痛，由于血热燥火。槐为苦寒纯阴之药，为凉血要品，故能除一切热，散一切结，清一切火，如上诸病，莫不由斯三者而成，故悉主之。"《中国药典》载槐花苦，微寒；归肝、大肠经；凉血止血，清肝泻火；用于便血，痔血，血痢，崩漏，吐血，衄血，肝热目赤，头痛眩晕。夏季花开放时采收者习称"槐花"，花蕾形成时采收者习称"槐米"。周文瑞主任医师喜用槐米，炒制。

柏子仁

【原文】

柏子甘平安五脏，除风湿痹气益畅。主惊悸兮（久服）令润泽，色美耳聪目明亮。

【译文】

柏子仁，性平，味甘。能使五脏安和、祛风除湿痹、补益精气。主治惊恐心悸，长期服用，使人面色荣润光泽、美丽，耳聪目明。

【解读】

柏子仁，《神农本草经》称柏实，侧柏的种仁。《中国药典》载柏子仁甘，平；归心、肾、大肠经；养心安神，润肠通便，止汗；用于阴血不足，虚烦失眠，心悸怔忡，肠燥便秘，阴虚盗汗。柏子仁，质润，滋养补虚，故能补益心、肝之阴血，滋肾水，故言益气，治惊悸，安五脏。然"除风湿痹"，笔者临床未见；润肠通便之功，《神农本草经》未识。柏子仁如破碎太多则容易生虫，反之则不易，储存需慎重。侧柏叶也入药，《中国药典》载侧柏叶苦、涩，寒；归肺、肝、脾经；凉血止血，化痰止咳，生发乌发；用于吐血，衄血，咯血，便血，崩漏下血，肺热咳嗽，血热脱发，须发早白。止血者，如《校注妇人良方》四生丸，用生荷叶、生侧柏叶、生地黄、生艾叶。止咳者，民间常用，与百部、麦冬、甘草等同用治百日咳。乌发者，凉血祛风，若血亏加当归等，若精亏，加制何首乌、黄精、女贞子、墨旱莲。

大　枣

【原文】

大枣甘平主安中，十二经助九窍通。胃气能平脾气养，心腹邪气亦可攻。补少气与少津液，身中不足大惊融。调和百药四肢重，久服轻身延年终。

【译文】

大枣，性平，味甘。主安中养脾、补益十二经脉之气、通利九窍、助胃气、养脾气，也可用于治心腹邪气。治气虚不足、津液亏虚、身体虚损、惊悸、四肢沉重，可调和诸药。长期服用轻身，延年益寿。

【解读】

《中国药典》载大枣甘，温；归脾、胃、心经；补中益气，养血安神；用于脾虚食少，乏力便溏，妇人脏躁。大枣，药食同源，味甘能补益脾气而安中。《本草纲目》曰："《素问》言枣为脾之果，脾病宜食之。谓治病和药，枣为脾经血分药也。若无故频食，则生虫损齿，贻害多矣。"大枣含糖较多，易产生龋齿，同时强调辨证用药、辨证施膳的重要性。脾土虚弱，则中气下陷，九窍不通，补中益气而九窍通。脾胃为后天之本，脾气充，邪气除。汗为心之液，大枣养心，柯仪宇名老中医常用大枣止汗，更年期综合征常用，如甘麦大枣汤。大枣能调和药性，如十枣汤、葶苈大枣泻肺汤等。在临床上，入药常用小枣，味甜者佳。在煎煮时掰开，古人云"擘"，临床可采用临方炮制的形式将大枣破开或去核，为患者提供优质的中医药服务。

知识拓展

临方炮制：临方炮制是指按照中医药基本理论，根据中药的自身性质，为提高调剂、煎煮与制剂的质量及效率，满足临床特殊需求，对中药进行加工的一项技术，如用时捣碎、用时打碎、用时研碎、用时砸碎、用时剪碎、用时粉碎、烘焙打碎、用时破开或去核、用时去壳捣碎等。

芒　硝

【原文】

朴硝苦寒治百病，寒热邪气除即净。（逐五）脏六腑积聚（固）结瘕留，能化（七十种[①]）石兮功难罄。

【词解】

①七十种：《神农本草经》作七十二种。

【译文】

朴硝，性寒，味苦。主治多种疾病，能除邪气所生寒热，攻逐五脏六腑积滞癥瘕，能化七十种结石。

【解读】

芒硝，为硫酸盐类矿物芒硝族芒硝，经加工精制而成的结晶体，主含含水硫酸钠（$Na_2SO_4 \cdot 10H_2O$）。《神农本草经》称朴硝。《中国药典》载芒硝咸、苦，寒；归胃、大肠经；泻下通便，润燥软坚，清火消肿；用于实热积滞，腹满胀痛，大便燥结，肠痈肿痛，外治乳痈、痔疮肿痛。芒硝与萝卜同煎得玄明粉。一般认为朴硝，杂质较多；芒硝，杂质较少。在临床使用时多兑服或外用。芒硝主要成分为硫酸钠，口服后在肠腔内不能吸收，发挥高渗作用，使肠腔保留大量水分，肠容积增大，刺激肠壁，促进肠蠕动而泻下，为容积性泻下药，泻下机制不同于大黄、番泻叶、巴豆等。攻下之法可除五脏六腑之壅碍，使气血流通而病自愈，也有推陈致新之意。周文瑞主任医师善用芒硝，认为大便一通，糟粕一除，陈年皮肤病顽疾得愈。

知识拓展

矿物药：矿物药是指在中医药基本理论的指导下，以矿物为主要组分的药物，包括大量的无机矿物和少量的自然产出的有机矿物或有机岩及其人工制品。《神农本草经》载矿物药46种。四川地产矿物药有42种，分别为赤石脂、赭石、磁石、寒水石、滑石、龙骨、龙齿、青礞石、花蕊石、石膏、白石英、阳起石、银精石、紫石英、钟乳石、自然铜、风化硝、禹余粮、软滑石、东壁土、金精石、铅粉、灶心土、针砂、无名异、石燕、铜绿、雄黄、雌黄、朱砂、水银、芒硝、铜、胆矾、青矾、玄明粉、玄精石、蒙脱石、硫黄、银朱、方解石、渣驯。矿物药具有清热泻火（如石膏、寒水石）、安定神志（如琥珀、磁石）、平肝息风（如铁落）、泻下（如芒硝）、化痰（如海浮石）、止泻（如赤石脂）等作用，在临床上广泛应用。

朱　砂①

【原文】

朱砂甘寒魂魄安，身体五脏百病全。益气明目精神养，杀精魅邪恶鬼删。

【词解】

①朱砂：原作"珠砂"。

【译文】

朱砂，性寒，味甘。能安定魂魄，治人体脏腑多种疾病，能使人精气充足，眼睛明亮，精神安定，治疗一些需要重镇的疾病。

【解读】

朱砂，为硫化物类矿物辰砂族辰砂，主含硫化汞（HgS），《神农本草经》称丹砂。其片状者称为"镜面砂"，块状者称"豆瓣砂"，碎末者称"朱宝砂"。《中国药典》载朱砂甘，微寒，有毒；归心经；清心镇惊，安神，明目，解毒；用于心悸易惊，失眠多梦，癫痫发狂，小儿惊风，视物昏花，口疮，喉痹，疮疡肿毒。在临床上朱砂多入丸散服，不宜入煎剂，外用适量。本品有毒，不宜大量服用，也不宜少量久服；孕妇及肝肾功能不全者禁用。朱砂含汞，具有抑制中枢神经的作用，故镇静安神，是重镇安神的代表药物，可治疗心神不安，心安则寿自延。明目可内服或外用，如磁朱丸内服或调水外用治眼部感染等。在临床上，朱砂应水飞炮制后使用。今有以朱砂为装饰品者，然笔者认为《神农本草经读》曰"丹砂气微寒入肾，味甘无毒入脾，色赤入心。主身体五脏百病者，言和平之药，凡身体五脏百病，皆可用而无顾忌也"有误，朱砂也有害也，临床慎之。"杀精魅邪恶鬼删"是言朱砂重镇安神、清火解毒、开窍醒神。

滑　石

【原文】

滑石甘寒主癃闭，身热泄①澼小便利。积聚寒热荡胃中，女子乳难益精气。

【词解】

①泄：原作"洩"，同"泄"。下同。

【译文】

滑石，性寒，味甘。主治小便不利、发热、泄泻、痢疾、胃中积滞、寒热错杂、女子难产，能补益人体精气。

【解读】

滑石，为硅酸盐类矿物滑石族滑石，主含含水硅酸镁 $[Mg_3（Si_4O_{10}）（OH）_2]$。《中国药典》载滑石甘、淡，寒；归膀胱、肺、胃经；利尿通淋，清热解暑，外用祛湿敛疮；用于热淋，石淋，尿热涩痛，暑湿烦渴，湿热水泻；外治湿疹，湿疮，痱子。滑石，质滑利窍，善于清热利湿、荡涤湿热，故治疗湿热阻滞的各种疾病，如八正散、六一散、三仁汤可将湿热等诸邪去，正气存也，似有补益之功。六一散外用可治小儿痱子。《黄帝素问宣明论方》载六一散，滑石六倍于甘草。六一散加朱砂、灯心，名为益元散；加青黛，名为碧玉散；加薄荷，名为鸡苏散，均为治疗暑湿病证之良方，古多为成药直接使用或入汤剂，今多以单味药开具重新组方。滑石治疗难产，古有治胞衣不出，令胞烂的牛膝汤方，用牛膝四两，滑石八两，当归三两，通草六两，葵子一升，瞿麦四两。滑石还可作为现代制药的药用辅料等。

紫石英

【原文】

紫色石英味甘温，心腹咳逆邪气平。补不足与女胞病，绝孕十年可重生。

【译文】

紫石英，性温，味甘。主治心腹疼痛、咳嗽、气逆，能除邪气、补气血不足，治疗女子不孕，即使多年的宫寒不孕也有效果。

【解读】

紫石英，来源于氟化物类矿物萤石族萤石，主含氟化钙（CaF_2），亦含有碳酸钙、氧化钙等可溶性含钙杂质。《中国药典》载紫石英甘，温；归肾、心、肺经；温肾暖宫，镇心安神，温肺平喘；用于肾阳亏虚，宫冷不孕，惊悸不安，失眠多梦，虚寒咳喘。张绍峰老中医在男女不孕不育中喜用此药。除紫石英外，还有白石英、黄石英、赤石英、青石英、黑石英等。

赤石脂

【原文】

赤色石脂味甘平，泄痢肠澼脓血临。邪气痈肿疽痔等，阴蚀赤白带下伦。恶疮头疡疥瘙症，下血黄疸效频频。补髓益气久服应，肥健不饥延年龄。

【译文】

赤石脂，性平，味甘。治疗痢疾泄泻、下利脓血，能除邪气，消除痈肿、疽、痔，治阴道生疮、赤白带下、恶疮、头疡、疥疮瘙痒、崩漏、黄疸等。长期服用，可补髓，益气，使人体健壮，不感到饥饿，延年益寿。

【解读】

赤石脂，为硅酸盐类矿物多水高岭石族多水高岭石，主含四水硅酸铝 $[Al_4(Si_4O_{10})(OH)_8 \cdot 4H_2O]$。《中国药典》载赤石脂甘、酸、涩，温；归大肠、胃经；涩肠，止血，生肌敛疮；用于久泻久痢，大便出血，崩漏带下，外治疮疡久溃不敛、湿疮脓水浸淫；外用适量，研末敷患处；不宜与肉桂同用。《神农本草经》载青赤黄白黑等五色石脂，并以白、赤二色为多。《伤寒论》曰："少阴病，下利便脓血者，桃花汤主之。"桃花汤主要成分为赤石脂。

禹余粮

【原文】

余粮甘寒主咳逆，寒热烦满与大热。血闭癥瘕及救饥，善治下痢赤合白。

【译文】

禹余粮，性寒，味甘。主治咳嗽喘息、寒热往来、烦躁苦满、大热、闭经、癥瘕、饥饿，善于治疗下痢赤白。

【解读】

《中国药典》载禹余粮甘、涩，微寒；归胃、大肠经；涩肠止泻，收敛止血；用于久泻久痢，大便出血，崩漏带下；孕妇慎用。禹余粮沉降收敛，故上治咳逆，下治下痢赤白等。禹余粮含铁，有补铁生血之效，故治血虚闭经、癥瘕。《伤寒论》载："汗家，重发汗，必恍惚心乱，小便已阴疼，与禹余粮丸。"然禹余粮丸方缺，公孙君方（矾石二分半，牡蛎三分，禹余粮四分，黄芩七分，谷芽三分，厚朴三分）具有敛汗、清热、养阴之效，或为禹余粮丸。

发　髪

【原文】

发髪苦温主五癃，利（小）便（水）道与关格①通。疗小儿惊大人痉，仍还神化血余功。

【词解】

①关格：a.小便不通与呕吐不止并见。《医学心悟》曰："更有小便不通，因而吐食者，名曰关格。经云：关则不得小便，格则吐逆。"b.大小便不通。《诸病源候论》曰："关格者，大小便不通也。大便不通，谓之内关，小便不通，谓之外格，二便俱不

通，为关格也。由阴阳气不和，荣卫不通故也。"c. 上则呕吐，下则大小便秘结。《医贯》曰："关格者，粒米不欲食，渴喜茶饮，饮之少顷即出，复求饮复吐。饮之以药，热药入口则即出，冷药过时而出，大小便秘，名曰关格。关者下不得出也，格者上不得入也。"d. 呕吐而渐见大小便不通。《医醇剩义》曰："始则气机不利，喉下作梗；继则胃气反逆，食入作吐；后乃食少吐多，痰涎上涌，日渐便溺艰难。"e. 劳损。《景岳全书》曰："余尝诊此数人，察其脉则如弦如革，洪大异常，故云四倍；察其证则脉动身亦动，凡乳下之虚里，脐傍之动气，无不春春然、振振然与脉俱应者；察其形气，则上有微喘，而动作则喘甚，肢体而力，而寤寐多慌张。谓其为虚损，则本无咳嗽失血等证；谓其为痰火，则又无实邪发热等证，此关格之所以异也。"f. 脉象、脉理。关格首见于《黄帝内经》，指脉象、病理，《难经》载其为脉理。

【译文】

发髲，性温，味苦。主治五种淋证、大小便不利，也可治疗小儿惊风、成人痉病，还有神奇的活血止血作用。

【解读】

发为血之余，发髲，即血余，常炒炭用，名血余炭。髲，一为发的繁体字，二为"必"，假发。《说文解字》载："髲，根也。"《中国药典》载血余炭苦，平；归肝、胃经；收敛止血，化瘀，利尿；用于吐血，咯血，衄血，血淋，尿血，便血，崩漏，外伤出血，小便不利。柯仪宇名老中医在妇女崩漏中常用此药，止血不留瘀，化瘀不伤正。临床用药以质地坚实，无杂质者为佳。

龙 骨

【原文】

龙骨甘平主咳逆，心腹鬼疰精（物老）魅绝。泄痢脓血女癥瘕，漏下坚结儿惊（痫）热（气）。

【译文】

龙骨，性平，味甘。主治咳嗽气逆，心腹疼痛，心神不安，泄泻，下痢脓血，癥瘕，崩漏，包块，惊风，痫证，高热神昏。

【解读】

龙骨为古代哺乳动物如象类、犀牛类、三趾马等的骨骼的化石，主要有五花龙骨、青龙骨和白龙骨（土龙骨）等，以五花龙骨为佳。《中国药典》（1977 年版）载龙骨甘、涩，平；归心、肝、肾经；平肝潜阳，镇静安神，收敛固涩；用于惊痫癫狂，怔忡健忘，失眠多梦，自汗盗汗，遗精淋浊，吐衄便血，崩漏带下，泻痢脱肛，溃疡久不收口。龙骨治咳喘的功效，陈修园、张锡纯尤为重视，常用生龙骨，罗伦才省名中医也喜用生品。龙骨能收能散，散邪气，收精气，故治崩漏。软坚散结，治癥瘕常与牡蛎相须为用。龙骨应用广泛，需求量大，然资源枯竭加剧，品质日渐下降，价格日益上涨，现川产龙骨较多。龙骨当矿化，方可入药。矿化者，火烧之当无焦臭味；未矿化者，火烧之有焦臭味并变黑。

阿　胶

【原文】

阿胶甘平腰腹痛，劳极洒洒如疟用。心腹内崩（四）肢疼酸，女子下血安胎重。

【译文】

阿胶，性平，味甘。主治腰痛、腹痛、虚劳至极如痢疾发作、心腹内脏出血、四肢疼痛、崩漏，能安胎。

【解读】

《中国药典》载阿胶甘，平；归肺、肝、肾经；补血滋阴，润燥，止血；用于血虚萎黄，眩晕心悸，肌痿无力，心烦不眠，虚风内动，肺燥咳嗽，劳嗽咯血，吐血尿血，便血崩漏，妊娠胎漏；阿胶治"腰腹痛""四肢疼酸"，以血虚所致为主；入血分，广泛用于各种出血证；养阴，故"劳极洒洒如疟用"。《神农本草经》所载阿胶为牛皮所熬制而成。《中国药典》以用驴皮熬制的为正品。市场上有黄明胶（牛皮加工熬制而成）、新阿胶（猪皮加工熬制而成）、杂质胶（马皮等多种动物皮加工熬制而成）。阿胶因驴皮采收节气不同而不同，传统有"冬板""春秋板""伏板"之别，以冬板质量最佳。柯仪宇名老中医，在崩漏、先兆流产中常用阿胶，用黄酒或清水隔水蒸后兑服，患者月经正常者、痰湿重者不宜使用阿胶，因阿胶止血之故也，临床以东阿阿胶为佳。临床也有用制阿胶（阿胶珠）者，用蛤粉或滑石粉炒炮，也有民间医生用糯米面炒者。对于市面之阿胶膏者，根据体质选用为佳，脾胃虚弱、食少便溏、邪气尚盛者，不宜使用。周文瑞主任医师常用黄连阿胶汤治心火上炎所致皮肤病合并失眠者，《伤寒论》云："少阴病，得之二三日以上，心中烦，不得卧。"今有以黄连阿胶汤开发的坤泰胶囊，滋阴清热，安神除烦，用于阴虚火旺者，症见潮热面红、自汗盗汗、心烦不宁、失眠多梦、头晕耳鸣、腰膝酸软、手足心热；也用于妇女卵巢功能衰退、更年期综合征见上述表现者。

鹿角胶

【原文】

鹿胶甘平主伤中，劳绝腰痛羸瘦充。补中益气妇血闭，无子止痛胎安宫。

【译文】

鹿角胶，性平，味甘。主治元气虚损，虚劳，腰痛，消瘦。可补益脏腑精气，治闭经、不孕，可止痛安胎。

【解读】

鹿角胶，《神农本草经》称白胶，色黄白，半透明。《中国药典》载鹿角胶甘、咸，温；归肾、肝经；温补肝肾，益精养血；用于肝肾不足所致的腰膝酸冷，阳痿遗精，虚劳羸瘦，崩漏下血，便血尿血，阴疽肿痛。《神农本草经》未言止血，但临床常用。

牛　黄

【原文】

牛黄苦平有小毒，惊痫寒热邪可除。热盛狂痉俱成功，尤且妙在鬼能逐。

【译文】

牛黄，性平，味苦，有小毒。治疗惊痫、外感寒热邪气、热盛、发狂、痉病，疗效佳，妙在清解退热豁痰。

【解读】

《中国药典》载牛黄甘，凉；归心、肝经；清心，豁痰，开窍，凉肝，息风，解毒；用于热病神昏，中风痰迷，惊痫抽搐，癫痫发狂，咽喉肿痛，口舌生疮，痈肿疔疮。牛黄，为牛的胆结石，有天然牛黄、人工牛黄、培植牛黄三类。牛黄退热效果显著，临床多用人工牛黄。中成药麝香保心丸、安宫牛黄丸、片仔癀、同仁牛黄清心丸、西黄丸、人参再造丸等含有牛黄。一般情况下，含天然牛黄者价高，含人工牛黄者价廉。牛黄治"惊痫""热盛狂痉"，清解退热豁痰也。牛黄之真伪可通过口尝（先苦后回甜，不留残渣，不粘牙）、入水（在冷水中不崩解，在沸水中全崩解）、挂甲（水调涂于指甲上，染黄，不容易洗掉，经久不褪色）来鉴别。

麝　香

【原文】

麝香辛温精（物）鬼杀，三虫蛊毒去无涯。温疟惊痫辟恶气①，久（服）不梦（寤）压（寐）并除邪。

【词解】

①恶气：泛指病邪，如风、寒、暑、湿、燥、火六淫之气或疫疠之气。《素问》曰："恶气不发，风雨不节，白露不下，则菀槁不荣。"

【译文】

麝香，性温，味辛。具有杀虫驱邪的作用。治疗寄生虫病、温疟、惊风、痫证、恶气。长期服用治失眠多梦、不寐，可除邪气。

【解读】

《中国药典》载麝香辛,温;归心、脾经;开窍醒神,活血通经,消肿止痛;用于热病神昏,中风痰厥,气郁暴厥,中恶昏迷,经闭,癥瘕,难产死胎,胸痹心痛,心腹暴痛,跌扑伤痛,痹痛麻木,痈肿瘰疬,咽喉肿痛;多入丸散用,外用适量;孕妇禁用。麝香,芳香辟秽,开窍醒神,临床视为珍宝,有用川芎、白芷来替换者,也有人工麝香,有效成分以芳香素为主。麝香有毛壳麝香和麝香仁之别。中医治急症,常用安宫牛黄丸、紫雪丹、至宝丹,均有麝香,"乒乒乓乓"紫雪丹,"不声不响"至宝丹,"稀里糊涂"牛黄丸,讲清了三药的适应证。

石　蜜

【原文】

石蜜甘平主解毒,益气补中诸不足。心服①邪气五脏安,诸惊痫痉众病除,止痛且将百药和,强志轻身在久服。百花精华酝酿②成,不饥不老神仙出。

【词解】

①服:《神农本草经》作"腹"。
②酝酿:原作"醖釀"。

【译文】

石蜜,性平,味甘。主解毒、补中益气,治疗人体不足、心腹邪气、五脏不安、惊风、痫证、痉病等多种病证,能止痛和调和诸药。长期服用增强肾志、轻身,能使人不饥饿、长寿,是蜜蜂用百花酿造的精华。

【解读】

石蜜,即蜂蜜。《中国药典》载蜂蜜甘,平;归肺、脾、大肠经;补中,润燥,止痛,解毒,外用生肌敛疮;用于脘腹虚痛,肺燥干咳,肠燥便秘,解乌头类药毒,外治疮疡不敛、水火烫伤。蜂蜜补中，多熟用。蜂蜜调和诸药，也可作为小儿用药的调味剂，同时起到清热解毒润燥的作用，宜适量加入中药饮片中同煎，不宜服药前直接兑入。蜂蜜也为丸药之辅料，能解毒、补中、赋形，甘草也不及也。治"诸惊痫痉"者，除风痰热毒也。蜂子、蜂蜡、蜂房等均可入药。柯仪宇名老中医用蜂房治疗妇科疾病见雌激素低下者。罗伦才省名中医常用蜂房于止咳方中，止咳效果显著。在市场上偶见蜂蜜加水和糖者，可滴一滴在纸上，有渗入纸背面者，则加水和糖也，质差。对于蜂蜡，以具有蜂蜜味者为佳，工业蜡不得作为药用，临床慎之。

龟　板①

【原文】

龟板甘平破癥瘕，漏下赤白阴蚀佳。痎疟五痔湿痹效，（四）肢重弱与（小）儿囟②（不合）夸。

【词解】

①龟板：《神农本草经》称龟甲，现常用龟之腹甲。
②囟：原作"顖"，同"囟"。

【译文】

龟甲，性平，味甘。能消除癥瘕，治疗崩漏、阴道溃烂、疟疾、痔疮、湿痹、四肢沉重、痿弱无力、小儿囟门不闭合。

【解读】

《中国药典》载龟甲咸、甘，微寒；归肝、肾、心经；滋阴潜阳，益肾强骨，养血补心，固经止崩；用于阴虚潮热，骨蒸盗汗，头晕目眩，虚风内动，筋骨痿软，心虚健忘，崩漏经多。龟甲补阴，补益肝肾，用于肝肾不足诸证。湿痹日久不愈，方肝肾不足，故痹症初期不宜使用。龟甲也有软坚散结之功，常与鳖甲、牡蛎等同用，消除癥瘕。龟甲、鳖甲饮片出售需取得"蓝标"（中国水生野生动物管理专用标识）。

牡　蛎

【原文】

牡蛎咸平寒无毒，伤寒寒热拘缓除。温疟洒洒鼠瘘医，惊恚怒气亦堪服，女带赤白且软坚。（久服）杀邪鬼与强节骨。以上效验捣用生，若煅成灰非经录。

【译文】

牡蛎，性平、寒，味咸，无毒。治疗伤寒后恶寒发热、肌肉痉挛、温疟、瘰疬、惊悸愤怒、赤白带下、结节。长期服用可祛除邪气，强壮筋骨。常捣碎生用，效果显著，如果煅淬用，则非《神农本草经》的用法。

【解读】

牡蛎，生用、煅用作用不同。《中国药典》载牡蛎咸，微寒；归肝、胆、肾经；重镇安神，潜阳补阴，软坚散结；用于惊悸失眠，眩晕耳鸣，瘰疬痰核，癥瘕痞块；煅牡蛎收敛固涩，制酸止痛；用于自汗盗汗，遗精滑精，崩漏带下，胃痛吞酸。牡蛎，张锡纯、省名中医罗伦才等多用生品；《名医别录》言疗咳嗽，祛痰也，临床常用，《神农本草经》《中国药典》未言；"伤寒寒热""温疟洒洒"，咸寒泄热也；柯仪宇名老中医在治疗带下病时有使用；除拘缓，"强节骨"，补钙也；除"惊恚怒气""杀邪鬼"，安神也，与龙骨相似；软坚，与龙骨相须为用。古云"左顾者入药"，即左牡蛎，指牡蛎在生存时左壳固定，重镇潜阳效果佳。

桑螵蛸

【原文】

螵蛸咸平主疝瘕，伤中阴痿益精夸。女子血闭及腰痛，利（小）便通（五）淋水道佳。

【译文】

桑螵蛸，性平，味咸。主治疝瘕、肾脏虚损、阳痿，能补益精气，治妇女闭经、腰痛。利尿通淋效果显著。

【解读】

《中国药典》载桑螵蛸甘、咸，平；归肝、肾经；固精缩尿，补肾助阳；用于遗精滑精，遗尿尿频，小便白浊。桑螵蛸，温补肾阳，治肾阳不足诸证。古今对功效的认识基本一致。桑螵蛸，资源少，价格贵。桑螵蛸主要含有蛋白质、多糖、磷脂等化学成分。有民间中医用桑螵蛸治疗糖尿病患者，固精补肾之故。

中品（四十二味）

干 姜

【原文】

干姜辛温主胸满，咳逆上气温中脘。逐风湿痹出汗浆，止血肠澼下利免。

【译文】

干姜，性温，味辛。主治肺寒胸满、咳嗽喘息、胃脘寒凉，能祛风寒湿痹，汗出乃愈。能止血，治痢疾、泄泻、下利。

【解读】

《中国药典》载干姜辛，热；归脾、胃、肾、心、肺经；温中散寒，回阳通脉，温肺化饮；用于脘腹冷痛，呕吐泄泻，肢冷脉微，寒饮喘咳。《神农本草经》言干姜之用途，实为干姜、生姜、炮姜的用途，然未言止吐。干姜性温，阳虚湿盛、肺中虚冷、脘腹冷痛、中焦虚寒、头痛恶风、四肢不温者尤宜，治咳嗽、腹痛、泄泻、头痛、痹症等。炮姜温经止血，调经固冲，如生化汤，也有用姜炭者。干姜含有挥发油类、姜辣素、二苯基庚烷等化学成分，具有抗炎、抗菌、止痛、抗氧化、抗溃病、抗血小板聚集、止呕和抗肿瘤等作用。目前，干姜主要成分姜酚被开发为姜酚胶丸，可用于急慢性风湿性关节炎、类风湿关节炎、幼年型类风湿关节炎、急性痛风性关节炎、骨关节炎、强直性脊柱炎、软组织风湿症、肌腱炎、肩周炎等。李时珍《本草纲目》说："干姜，以母姜造之……以白净结实者为良，故人呼为白姜，又曰均姜。"是言母姜气味俱浓也。

生 姜

【原文】

生姜辛温入少阳，辛入肺胃呕吐良。散邪发汗匡正止，久服通神去臭强。

【译文】

生姜，性温，味辛，入少阳。味辛入肺，治疗胃寒呕吐，能发汗解表，扶正祛邪。长期服用，可使人神志清爽，除口臭。

【解读】

《中国药典》载生姜辛，微温；归肺、脾、胃经；解表散寒，温中止呕，化痰止咳，解鱼蟹毒；用于风寒感冒，胃寒呕吐，寒痰咳嗽，鱼蟹中毒。目前医院药房多不备，处方医生会嘱患者自加。而在配方颗粒中，目前已有生姜供应，生姜性温而不燥，走而不守，发散风寒，温胃止呕。民间云："冬吃萝卜，夏吃姜。"《伤寒论》曰："五月之时，阳气在表，胃中虚冷，以阳气内微，不能胜冷，故欲著复衣；十一月之时，阳气在里，胃中烦热，以阴气内弱，不能胜热，故欲裸其身。"即是此理。民间有淋雨或受寒后喝姜汤者，目的为发散风寒也。胃寒可导致口臭，非独胃热也，故生姜也治口臭。生姜药食同源，当归生姜羊肉汤，治诸虚劳不足。滋补药中，可加生姜少许，因势利导也。妊娠呕吐，可用少许生姜煎水频服止呕，但干姜不宜，燥也。生姜皮也可入药，利水消肿，治皮水，如《华氏中藏经》五皮饮用桑白皮、陈皮、生姜皮、大腹皮、茯苓皮。四川犍为、筠连、沐川一带有云筠姜者，断面呈棕红色者，质佳。临床又言，生姜以小种姜为佳，俗称"小黄姜"，产于四川、云南。

葱　白

【原文】

葱白辛平能出汗，伤寒寒热中风验。面目浮肿亦兼施，引阳归根赤呈面①。

【词解】

①面：读 miàn，同"面"。

【译文】

葱白，性平，味辛。能发汗，治疗伤寒寒热不调，中风，面部眼睑浮肿。引火归元，保持面色红润。

【解读】

葱白，即葱茎。《神农本草经》载葱实，即葱子。外感风寒，发热无汗，头痛鼻塞流涕，有《肘后备急方》葱豉汤主之。治疗中风急症，"引阳归根赤呈面"，《本草从新》曰："发汗解肌，通上下阳气（仲景白通汤、通脉四逆汤，并加之，以通脉回阳，若面赤而格阳于上者，尤须用之）。"现代有用葱白为引，代麝香的说法。小便不利，有葱管作导尿之法，《千金要方》曰："凡尿不在胞中，为胞屈僻，津液不通，以葱叶除尖头，内阴茎孔中深三寸，微用口吹之，胞胀，津液大通即愈。"《普济本事方》治隆闭"用葱白三斤，细锉炒令热，以帕子裹，分作两处，更替熨脐下即通"，葱白温通行气，膀胱气化正常则癃闭通，也言"消肿"。葱是调味品，"葱生蒜熟"，民间有吃生葱的习惯，也有用葱花做泡菜的习惯。现有用诸药炒热，加入葱白，合而为热奄包热敷治疗风湿性关节炎、疝气等。

知识拓展

中医适宜技术：中医适宜技术即中医传统疗法，具有"简、便、效、廉"的特点，是指在中医理论指导下，以中医方法为主要手段，进行疾病预防、治疗、康复的技术项目，主要包括推拿、针灸、拔罐、艾灸、刮痧、耳穴压豆、穴位贴敷、中药熏洗、中药沐足、香薰疗法等。

当　归

【原文】

当归苦温主温疟，咳逆上气疮诸恶。寒热洗洗皮肤中[①]，妇漏绝子金疮药。

【词解】

①寒热洗洗皮肤中：恶寒发热，皮肤不适。《素问》曰："风气藏于皮肤之间，内不得通，外不得泄……风者善行而数变，腠理开则洒然寒，闭则热而闷……其寒也则衰食饮，其热也则消肌肉，故使人怢栗而不能食，名曰寒热。""洗洗"同"洒洒"。《神农本草经》载阿胶："劳极洒洒如疟状。"

【译文】

当归，性温，味苦。主治温疟，咳嗽气喘，恶疮，恶寒发热，崩漏，不孕，跌打损伤。

【解读】

《本草纲目》载："古人娶妻，为嗣续也。当归调血，为女人要药，有思夫之意，故有当归之名。"《中国药典》载当归甘、辛，温；归肝、心、脾经；补血活血，调经止痛，润肠通便；用于血虚萎黄，眩晕心悸，月经不调，经闭痛经，虚寒腹痛，风湿痹痛，跌扑损伤，痈疽疮疡，肠燥便秘；酒当归活血通经，用于经闭痛经，风湿痹痛，跌扑损伤。《神农本草经》言当归治温疟，《素问病机气宜保命集》曰"血行则便脓自愈"，《石室秘录》方用白芍三两，当归三两，萝卜子一两，枳壳三钱，槟榔三钱，甘草三钱，车前子三钱，水煎服。一剂即止，二剂全安，可用饮食矣。治咳喘，《本草从新》言当归"治虚劳寒热，咳逆上气"，治久咳、夜咳疗效显著，现代研究认为当归活血化瘀，能够改善肺部血液循环，缓解肺部慢性炎症，常用当归加二陈汤。当归治气血不足或血瘀之疮疡，如托里透脓散。当归为妇科要药，生血，行血，如当归补血汤、四物汤、当归散，后世常用。当归活血化瘀止痛，治瘀血诸证，如《医林改错》诸逐瘀汤。当归润肠通便，如当归龙荟丸，《神农本草经》未认识到。柯仪宇名老中医治疗妇科疾病用当归频率极高，认为当归头止血补血，当归身补血，当归尾活血，并认为月经淋漓不净者，不宜用当归食疗，当配方药用。气能生血，血能载气，气血足则乳汁生化有源，产后乳汁少，可用当归补血汤加鱼腥草、通草等炖鲫鱼而发乳。《古代经典名方关键信息表（25首方剂）》再次提示当归补血汤，黄芪当归比例为五比一，当归为酒当归，无酒当归时可加醪糟，今有中成药当归补血丸（口服液）。当归"通脉"，如当归四逆汤，《伤寒论》曰："手足厥寒，脉细欲绝者，当归四逆汤主之。"在临床上，当归用量极大，偶有欧当归等伪品混入者。

知识拓展

欧当归：欧当归为伞形科植物欧当归的根，1957年从欧洲引进栽培，故名，非《中国药典》收录的当归，为当归伪品。怎样区别当归与欧当归呢？一是看根头，当归根头具环纹，顶端圆钝或具数个明显突出的根茎痕，有紫色或黄绿色的茎和叶鞘的残基（即一个身上仅有一个头）；欧当归根头部膨大，顶端有2个以上的茎痕及叶柄残基。二是鼻闻口尝，当归气味清香浓厚、味微甜带苦辛；欧当归气微，味微甜而麻舌。

芎䓖

【原文】

川芎辛温主中风，入脑头痛寒痹攻。筋挛缓急金疮效，妇科血闭无子工。

【译文】

川芎，性温，味辛。主治中风，头痛，寒痹，痉挛，跌打损伤，闭经，不孕。

【解读】

芎䓖，即川芎。《中国药典》载川芎辛，温；归肝、胆、心包经；活血行气，祛风止痛；用于胸痹心痛，胸胁刺痛，跌扑肿痛，月经不调，经闭痛经，癥瘕腹痛，头痛，风湿痹痛。中风者，即如今之脑血管意外等，有盐酸川芎嗪注射液，活血化瘀也；外感者，有川芎茶调颗粒（丸、口服液等），疏风解表止痛也。川芎祛风止痛，活血化瘀，"头痛必用川芎"，专治头脑诸疾，然不宜单用久服，有川芎清脑颗粒祛风胜湿、活血止痛，用于风湿蒙蔽、瘀血阻滞引起的偏头痛。治风湿寒痹，川芎辛温走散，振奋阳气。川芎治妇科疾病，以四物汤为主，柯仪宇名老中医常用之，加减变化多端，应用范围极广。川芎也治疗风寒鼻炎发作，通窍也，柯仪宇名老中医常与苍耳子散合用，化热者再加黄芩等。川芎以色黄者为佳，色黑者为陈货。

淫羊藿

【原文】

淫羊藿辛寒无毒，阳盛阴痿强志服，茎中痛止小便通，益气力兮绝伤续。

【译文】

淫羊藿，性寒，味辛，无毒。能补益肾志，治疗阳痿、阴茎冷痛、小便不利，能使精力充沛，强壮筋骨。

【解读】

《中国药典》载淫羊藿辛、甘，温；归肝、肾经；补肾阳，强筋骨，祛风湿；用于肾阳虚衰，阳痿遗精，筋骨痿软，风湿痹痛，麻木拘挛。淫羊藿，又名仙灵脾。古今药性认识相反，功效认识一致，以补阳为主。在临床上，淫羊藿用羊脂炙用，炙用有补肾阳、强筋壮骨之效。生品能祛风除湿，用于风湿骨痛、周身麻木拘挛。"茎中痛止小便通"，湿热蕴结，膀胱气化不利，故在清热利湿药中加入淫羊藿，气化利而小便自利。淫羊藿常用于胞宫虚寒不孕，肾阳不足不育，柯仪宇名老中医在治疗不孕不育中常用此药，致妊娠者，不计其数。现有淫羊藿总黄酮胶囊，由淫羊藿总黄酮提取物组成，具有温补肾阳、强筋健骨的功效，用于原发性骨质疏松肾阳虚证，症见腰脊疼痛、腰膝酸软、形寒肢冷、下肢无力，夜尿颇多，舌淡，苔薄白，颇为方便。1.2类创新药淫羊藿素软胶囊可用于不适合或患者拒绝接受标准治疗且既往未接受过全身系统性治疗的、不可切除的肝细胞癌，患者外周血复合标志物满足以下至少两项检测指标：甲胎蛋白（AFP）$\geq$ 400 ng/mL，肿瘤坏死因子（TNF-α）<2.5 pg/mL，干扰素（IFN-γ）$\geq$ 7.0 pg/mL。

荆 芥

【原文】

荆芥辛温主寒热,鼠瘘瘰疬①生疮得。破积聚气下血瘀,除湿痹在入肺脉。

【词解】

①瘰疬:以颈部缓慢出现豆粒大小圆滑肿块,累累如串球,不红不痛,溃后脓水清晰,夹有败絮状物,易成窦道为主要表现的痨病,相当于颈部淋巴结结核。《灵枢》曰:"寒热瘰疬在于颈腋者。"

【译文】

荆芥,性温,味辛。主治外感寒热,鼠瘘,瘰疬,疮疡,积聚,瘀血,湿痹。

【解读】

《中国药典》载荆芥辛,微温;归肺、肝经;解表散风,透疹,消疮;用于感冒,头痛,麻疹,风疹,疮疡初起。《神农本草经》称荆芥为假苏,功效与《中国药典》不同。《神农本草经疏》曰:"假苏……能入血分之风药也,故能发汗;其主寒热者,寒热必由邪盛而作,散邪解肌出汗,则寒热自愈。鼠瘘由热结于足少阳、阳明二经,火热郁结而成,瘰疬为病,亦属二经故也。生疮者,血热有湿也,凉血燥湿,疮自脱矣。破结聚气者,辛温解散之力也。下瘀血,入血分,辛以散之,温以行之之功用也。痹者,风寒湿三邪之所致也,祛风燥湿散寒,则湿痹除矣。"《神农本草经读》曰:"今人炒黑,则变为燥气而不能达,失其辛味而不能发,且谓为产后常用之品,昧甚!"然临床用荆芥炭者不在少数,炒炭存性,如荆芥炭加四物汤。荆芥的化学成分主要有挥发油类、其他萜类、黄酮类等,具有抗病毒(如抗甲型 H1N1 病毒、呼吸道合胞病毒、单纯疱疹病毒等)、抗炎、止痛、抗肿瘤、调节免疫、抗菌、止血等药理作用,人参败毒散加减而成的荆防颗粒对病毒性上呼吸道感染、荨麻疹、四季感冒等属风寒者效果显著。荆芥以干燥地上部分入药者,善清全身之风邪,如消风散治皮肤病;也有以干燥花穗入药者,称为荆芥穗,善清头部之风邪,如川芎茶调散治头痛。荆芥以地上部分入药者,当有叶、穗，无者劣，疗效差。

麻　黄

【原文】

麻黄苦温主风寒，头痛温疟（发）表（出）汗传。咳逆上气除寒热，癥坚积聚破何难。

【译文】

麻黄，性温，味苦。主治外感风寒，头痛，温疟，咳嗽气喘，癥瘕，积聚。能发汗解表，祛除寒热邪气。

【解读】

《中国药典》载麻黄辛、微苦，温；归肺、膀胱经；发汗散寒，宣肺平喘，利水消肿；用于风寒感冒，胸闷喘咳，风水浮肿；蜜麻黄润肺止咳，多用于表证已解，气喘咳嗽。《神农本草经》对麻黄有发汗、平喘、散结的认识，但没有利水消肿的认识。《药品化义》曰："麻黄，为发表散邪之药也。但元气虚及劳力感寒或表虚者，断不可用。若误用之，自汗不止，筋惕肉瞤，为亡阳症。"故有医者视麻黄为虎狼之药，不知麻黄之妙用也。麻黄主风寒，善于发汗，宣肺平喘，麻黄汤、三拗汤等临床常用。麻黄散阴疽，消癥积，性温，癥坚积聚多属于阴证疮疡，故可用阳和汤治疗，临床有云："麻黄得熟地则通络而不发表，熟地得麻黄则补血不腻膈。"麻黄发汗、利水，除风湿，故治风湿性关节炎等难治性疾病，如麻黄附子细辛汤、麻杏苡甘汤等。麻黄走表，治皮肤病，周文瑞主任医师常用麻黄连翘赤小豆汤、越婢汤等，以无汗有湿为用药指针。麻黄有升压作用，高血压患者慎用。"地上为阳，地下为阴"，麻黄地上、地下部分功效不同，麻黄根也入药，具有止汗的作用，常用麻黄根配伍黄芪、浮小麦于更年期综合征。柯仪宇名老中医治疗小儿外感多用麻黄绒或蜜麻黄绒，取其药性缓和之故。

葛　根

【原文】

葛根辛甘平解毒，消渴身大热效速。呕吐诸痹气起阴[①]，主儿下利是葛谷。

【词解】

①气起阴：《神农本草经》云"起阴气"，指滋阴生津，治阴虚消渴。

【译文】

葛根，性平，味辛、甘。能解毒，治疗消渴、外感高热、呕吐、痹症，能起阴气。主治小儿下利泄泻。

【解读】

《中国药典》载葛根甘、辛，凉；归脾、胃、肺经；解肌退热，生津止渴，透疹，升阳止泻，通经活络，解酒毒；用于外感发热头痛，项背强痛，口渴，消渴，麻疹不透，热痢，泄泻，眩晕头痛，中风偏瘫，胸痹心痛，酒毒伤中。葛根减毒，《本草经集注》曰："杀野葛、巴豆、百药毒。"解酒，常用葛花。葛根治消渴，如玉液汤。葛根治外感高热，如柴葛解肌汤，也主天行之瘟疫。现代无止呕作用的认识，但强调止泻作用，如葛根黄芩黄连汤，今有中成药葛根芩连颗粒（丸、片、胶囊、口服液）。葛根治疗痹症，如痛风性关节炎用葛根汤加减，效果显著，具有增加尿酸排泄的作用。葛根解肌，治颈椎病。章次公曰："葛根除主治项背强急外，其作用为清热解肌，止渴除烦，用之治身发热不恶寒，或自身微汗出而喘渴之症，无不效如桴鼓。"葛根在糖尿病中也广泛应用，如葛根黄芩黄连汤、七味白术散等，现代研究发现葛根素、葛根多糖等可以通过降低胰岛素抵抗而降低细胞凋亡、保护胰岛素 β 细胞功能，增强机体抗氧化活性而发挥降糖作用。葛根制剂愈风宁心片能解痉止痛，增强脑及冠脉血流量，用于高血压头晕、头痛、颈项疼痛、冠心病、心绞痛、神经性头痛、早期突发性耳聋等症。临床有用粉葛代葛根者，功用相似而有异。罗伦才省名中医喜用此药。

黄 芩

【原文】

黄芩苦寒主诸热，黄疸肠澼泄痢悦。逐肠中水血闭消，恶疮疽蚀火疡灭。

【译文】

黄芩，性寒，味苦。主治各种热证，黄疸、腹痛泄泻、痢疾，能利水，治闭经、恶疮、痈疽、溃烂、疡肿。

【解读】

《中国药典》载黄芩苦，寒；归肺、胆、脾、大肠、小肠经；清热燥湿，泻火解毒，止血，安胎；用于湿温、暑湿，胸闷呕恶，湿热痞满，泻痢，黄疸，肺热咳嗽，高热烦渴，血热吐衄，痈肿疮毒，胎动不安。黄芩主诸热，广泛用于湿热、实火证，上清肺热，中清湿热，下利膀胱，风寒不宜。《本草经解》曰："黄疸者，湿热乘脾之症也，脾为太阴湿土，土湿热，则本色现而发黄疸；黄芩苦平清肺，肺亦太阴，太阴湿热退，而脾疸亦平也。肺与大肠为表里，大肠湿热则肠澼泄痢；黄芩清肺，肺清则通调水道，而湿热下逐，肠肺复其燥金之气，而泄痢愈矣。"如葛根黄芩黄连汤。黄芩逐"血闭"，如大黄蟅虫丸，佐大黄以活血化瘀。后世认为黄芩具有止血、安胎的作用，清热也，常炒用。黄芩为"肺经专药"。李时珍得益于此药，故在《本草纲目》中云："药中肯綮，如鼓应桴，医中之妙，有如此哉！"黄芩以干燥根入药，"黄芩之宿根中空，外黄内黑"，习称"枯芩"。质量最佳者其子根内外皆鲜黄，习称"子芩"。古有"枯泻肺火，子能安胎"之说。黄芩如果变成绿色，则失去临床疗效，其原理是主要成分黄芩苷和汉黄芩苷水解。今为扩大药源，开发出黄芩茎叶解毒胶囊，主要成分为黄芩茎叶总黄酮，用于急性咽炎属风热证，症见咽痛、咽干灼热、咽部黏膜或悬雍垂红肿。

玄 参

【原文】

元参苦寒气补肾，主腹寒热积聚①应。女子产乳余疾消，下交上兮明目定。

【词解】

①腹寒热积聚：腹腔内的有形包块，如肝硬化、脾肿大、肿瘤、淋巴结肿大等。现代延伸为甲状腺肿大、急性乳腺炎、颈部淋巴结结核等。

【译文】

元参，性寒，味苦。能补益肾气，主治肠胃寒热积聚，妇女产后诸证。上下交通，使眼睛明亮。

【解读】

《中国药典》载玄参甘、苦、咸，微寒；归肺、胃、肾经；清热凉血，滋阴降火，解毒散结；用于热入营血，温毒发斑，热病伤阴，舌绛烦渴，津伤便秘，骨蒸劳嗽，目赤，咽痛，白喉，瘰疬，痈肿疮毒。"补肾""明目"临床少用，见《审视瑶函》玄参饮治肺脏积热、白睛肿胀、遮盖瞳神、开张不得、赤涩疼痛，方用玄参、汉防己、升麻、羚羊角、沙参、车前子、栀子、桑白皮、大黄、火麻仁、杏仁，滋肾清肺，凉肝清热。主腹寒热积聚者，如《医学心悟》消瘰丸（玄参、牡蛎、贝母），养阴散火，化痰软坚。玄参主治肠燥津亏便秘，如增液汤，用玄参、麦冬、生地黄"增水行舟"，今有增液颗粒等中成药。现代研究认为玄参具有环烯醚萜、苯丙素类、三萜皂苷类、有机酸类等化学成分，具有降血压、抑制心室重构与心肌肥厚、抗动脉粥样硬化、抗血小板聚集、抗炎、抗氧化、抗菌、保肝和抗肿瘤等作用。临床用玄参，以色黑者为佳。

丹 参

【原文】

丹参苦寒（主）心腹邪，（□①）肠鸣幽幽走水得。寒热积聚破癥瘕，止烦满与益气扩^①。

【词解】

①□：缺一字，以□代替。

【译文】

丹参，性寒，味苦。主治胸痹心痛、肠鸣幽幽、寒热积聚、癥瘕、烦躁苦满，能补益气血。

【解读】

《中国药典》载丹参苦，微寒；归心、肝经；活血祛瘀，通经止痛，清心除烦，凉血消痈；用于胸痹心痛，脘腹胁痛，癥瘕积聚，热痹疼痛，心烦不眠，月经不调，痛经经闭，疮疡肿痛；不宜与藜芦同用。丹参性微寒，能清热除烦，如清营汤。丹参似无益气之功，有"一味丹参，功同四物"之说，然丹参补血之力远不如四物汤，柯仪宇名老中医常将丹参与四物汤合用。丹参，活血之药也，《本草求真》曰："书载能入心包络破瘀一语，已尽丹参功效矣。然有论其可以生新安胎、调经除烦、养神定志及一切风痹、崩带癥瘕、目赤疝痛、疮疥肿痛等症。"现在，丹参用途颇广，中成药颇多，如冠心病之复方丹参滴丸、丹红注射液，抗菌消炎之丹参酮胶囊。有一丹参饮（丹参、檀香、砂仁），临床疗效颇佳，《汤头歌诀详解》曰："丹参活血去瘀，可治血瘀腹痛、月经不调；檀香、砂仁理气温中，疏通气滞，檀香尤能治气滞脘腹作痛。正因三药相协，能调气和血，使气血运行通畅，临床不但用它治疗心腹、胃脘气痛，还常用它治疗血瘀气滞的痛经以及肝肿大而胁肋疼痛的症候。"目前，丹参饮已开发为医疗机构制剂。丹参以四川中江产者为佳。

丹　皮^①

【原文】

丹皮辛寒寒热退，安五脏与痈疮溃。留舍肠胃癥（坚）瘀（血）消，中风瘛疭^②惊痫昧。

【词解】

①丹皮：即牡丹皮。

②瘛疭：读 chì zòng，亦作"瘈疭"或"瘛疭"，又称抽搐、搐搦、抽风等，指手足伸缩交替，抽动不已。《伤寒明理论》曰："瘛者筋脉急也，疭者筋脉缓也；急者则引而缩，缓者则纵而伸。或缩或伸，动而不止者，名曰瘛疭。"

【译文】

牡丹皮，性寒，味辛。治疗寒热邪气，使五脏安和，痈肿疮疡得消，能治疗停留于体内的肿块瘀血，中风，瘛疭，惊风，癫痫等。

【解读】

《中国药典》载牡丹皮苦、辛，微寒；归心、肝、肾经、清热凉血，活血化瘀；用于热入营血，温毒发斑，吐血衄血，夜热早凉，无汗骨蒸，经闭痛经，跌扑伤痛，痈肿疮毒。牡丹皮，《神农本草经》称牡丹，未明其药用部位，《名医别录》载："牡丹……二月、八月采根，阴干。"以全根入药。《新修本草》载："今东间亦有，色赤者为好，用之去心。"后即以"牡丹皮"入药。牡丹皮清热，如阴虚发热、骨蒸潮热、相火等，用青蒿鳖甲汤、六味地黄丸、龙胆泻肝汤等安五脏。牡丹皮活血力强，归肝经，故对热入营血、痈疮、癥坚瘀血等效果显著，如清营汤、大黄牡丹汤、桂枝茯苓丸等。治中风、瘛疭、惊痫等热入营血也，如犀角地黄汤。陈国强州名中医治疗皮肤病，如痤疮、荨麻疹、白癜风、过敏性紫癜等常用牡丹皮。临床有中成药丹栀逍遥丸舒肝解郁，清热调经，用于肝郁化火、胸胁胀痛、烦闷急躁、颊赤口干、食欲减退或有潮热，以及妇女月经先期、经行不畅、乳房与少腹胀痛。现有丹皮酚软膏，具有消炎止痒作用，用于湿疹、皮炎、皮肤瘙痒、蚊臭虫叮咬红肿等各种皮肤疾患，对过敏性鼻炎和防治感冒也有一定效果。将牡丹皮折断，在阳光下观察，可见断面有闪光的小亮点，即是丹皮酚，也是鉴别丹皮真伪的方法之一。

防　己①

【原文】

防己辛平木防土，风寒温疟效可数。热气诸痫除邪灵，利大小便疏土侮。

【词解】

①防己：原作"防杞"。

【译文】

防己，性平，味辛。治疗风寒侵袭，温疟，热邪为病，癫痫，大小便不利。木克土，土侮木。

【解读】

《中国药典》载防己苦，寒；归膀胱、肺经；祛风止痛，利水消肿；用于风湿痹痛，水肿脚气，小便不利，湿疹疮毒。防己，有木防己和粉防己之别，木防己包括广防己和汉中防己，有时也包括防己科的木防己。《中国药典》规定防己为木防己科粉防己入药，如用马兜铃科广防己和汉中防己，毒性较大。防己以粉性，切面灰白色，有稀疏的、断续的、不规则的放射状纹理者为正品，其余均为伪品。防己祛风湿，利水力强，无泻下之功。周文瑞主任医师常用防己黄芪汤、防己茯苓汤治疗皮肤病，然防己用量均不大。防己的主要成分为双苄基异喹啉类生物碱，如粉防己碱、防己诺林碱等，具有抗炎、抗病原微生物、抗肿瘤、抗高血压、抗心律失常、抗心肌缺血、抗纤维化、抗硅肺、抑制瘢痕等药理活性。

狗 脊

【原文】

狗脊苦平腰背强，关机缓急周痹羌。寒湿膝痛伤除消，颇益老人体和畅。

【译文】

狗脊，性平，味苦。治疗腰背强直疼痛，关节拘急，周身疼痛，寒湿闭阻腰膝疼痛，尤其适用于肝肾不足的老年人。

【解读】

《中国药典》载狗脊苦、甘，温；归肝、肾经；祛风湿，补肝肾，强腰膝；用于风湿痹痛，腰膝酸软，下肢无力。狗脊补肝肾、强筋骨、除风湿、利关节、止痹痛，为扶正祛邪之佳品。《神农本草经疏》曰："狗脊……苦能燥湿，甘能益血，温能养气，是补而能走之药也……肾虚则腰背强，机关有缓急之病，滋肾益气血，则腰背不强，机关无缓急之患矣。周痹寒湿膝痛者，肾气不足，而为风寒湿之邪所中也，兹得补则邪散痹除而膝亦利矣。老人肾气衰乏，肝血亦虚，则筋骨不健，补肾入骨，故利老人也。失溺不节，肾气虚脱故也。"目前，全毛狗脊属于国家二级重点保护植物。狗脊含有挥发油类、蕨素类、芳香族类、酚酸类、黄酮类、皂苷类、糖苷类及氨基酸成分，具有防治骨质疏松、抑制血小板聚集、止血、止痛、抑菌、抗炎、抗风湿、保肝、抗氧化及抗肿瘤等作用。

秦　艽①

【原文】

秦艽苦平肢节痛，寒湿风痹俱可用。寒热邪气克能消，利小便与下水重。

【词解】

①秦艽：原作"秦芁"。

【译文】

秦艽，性平，味苦。治疗四肢关节疼痛，风寒湿痹，寒热邪气，能通利小便和治疗水肿。

【解读】

《中国药典》载秦艽辛、苦，平；归胃、肝、胆经；祛风湿，清湿热，止痹痛，退虚热；用于风湿痹痛，中风半身不遂，筋脉拘挛，骨节酸痛，湿热黄疸，骨蒸潮热，小儿疳积发热。秦艽治口眼歪斜，舌强不能言语，手足不能运动，以秦艽通经络，祛风解症，养血荣筋，如大秦艽汤，"大秦艽汤羌独防，芎芷辛芩二地黄，石膏归芍苓甘术，风邪散见可通尝"。秦艽治痹症，如秦艽四物汤，以四物汤养血而通血脉治本，秦艽配伍薏苡仁、蚕沙祛风除湿，疗效颇佳。秦艽解热，如《卫生宝鉴》秦艽鳖甲散。《金匮要略》云："诸病黄家，但利小便。"秦艽，利水而治黄疸，良效。秦艽主要含环烯醚萜苷类、木脂素类、黄酮类及三萜类等化学成分，具有抗炎、止痛、保肝、免疫抑制、降血压、抗病毒、抗肿瘤等作用。秦艽有萝卜艽（粗大单一，分枝少）、麻花艽（分枝多，无明显主根）、狗尾巴艽（主根细长，分枝多而细）之别，以萝卜艽为佳。

紫　菀①

【原文】

紫菀苦温去蛊毒，咳逆上气痿躄服。胸中寒热结气消，安五脏在阴阳睦。

【词解】

①菀：原作"苑"。

【译文】

紫菀，性温，味苦。能去蛊毒，治疗咳嗽气喘，痿证，胸中寒热，气机不畅，使五脏安和，阴阳协调。

【解读】

《中国药典》载紫菀辛、苦，温；归肺经；润肺下气，消痰止咳；用于痰多喘咳，新久咳嗽，劳嗽咳血。蛊毒，痰饮邪气也，《千金要方》白前汤治水咳逆上气，身体浮肿，短气胀满，昼夜倚壁不得卧，咽中作水鸡鸣，用白前、紫菀、半夏、大戟，宣通肺气，化痰泻饮，当为痰饮重症。"五脏因肺热叶焦，发为痿躄"，紫菀清肺热，故治"痿躄""安五脏"。现代认为紫菀有治便秘的作用，肺与大肠相表里，肺气调，腑气通，便秘治。紫菀含有萜类、肽类、黄酮类、蒽醌类、香豆素、甾醇及有机酸类等化学成分，具有抗菌、抗肿瘤、镇咳、祛痰、平喘、抗病毒、抗氧化等作用。

知识拓展

肺与大肠相表里：肺与大肠相表里是中医藏象学说的重要内容之一。刘仕廉《医学集成》载："心与小肠为表里，心包络与三焦为表里，肝与胆为表里，脾与胃为表里，肺与大肠为表里，肾与膀胱为表里。"中医学认为，从人体经脉和脏腑的联系来看，肺与大肠如一对配偶，一阴一阳、一表一里互相交合。肺与大肠在生理上相互协调，在病理上相互影响，在治疗上相互为用。肺气的肃降，有助于大肠传导功能的发挥；大肠传导功能正常，则有助于肺的肃降。大肠喜润而恶燥，与肺相表里，许多大肠病都能够以治肺的方法治疗，如便秘。

知　母

【原文】

知母苦寒培生意，消渴热中除邪俱。下气[①]肢体浮肿消，补不足在益阴气。

【词解】

①下气：《神农本草经》作"下水"。

【译文】

知母，性寒，味苦。治疗消渴、燥热、水湿所致肢体浮肿，能补不足，益气养阴。

【解读】

《中国药典》载知母苦、甘，寒；归肺、胃、肾经；清热泻火，滋阴润燥；用于外感热病，高热烦渴，肺热燥咳，骨蒸潮热，内热消渴，肠燥便秘。知母能泻肺火而滋肾，故不仅能清实热，还可清虚热，如知柏地黄丸治阴虚火旺、潮热骨蒸等症。知母滋阴润燥，如张锡纯玉液汤治消渴。下气肢体浮肿用桂枝芍药知母汤，症见"诸肢节疼痛，身体尪羸，脚肿如脱，头眩短气，温温欲吐"，罗伦才省名中医常用之。知母治咳嗽，如《急救仙方》二母散（知母、贝母），清肺润燥，化痰止咳。知母的化学成分主要为皂苷类、双苯吡酮类、生物碱类、氨基酸、挥发油类等，具有抗血小板聚集、改善阿尔茨海默症、抗肿瘤、抗炎、解热等作用。知母有毛知母和知母肉之别，毛知母除去外皮即为知母肉。

贝　母

【原文】

贝母辛平主伤寒，烦热淋沥邪气删。疝痛喉痹及乳难，金疮风痉亦能痊。

【译文】

贝母，性平，味辛。治疗伤寒，烦热，小便淋漓，热邪，疝气腹痛，喉痹，难产，跌打损伤，破伤风。

【解读】

贝母，有川贝母、浙贝母之别，《本草汇言》云："川者为妙。"《中国药典》载川贝母苦、甘，微寒；归肺、心经；清热润肺，化痰止咳，散结消痈；用于肺热燥咳，干咳少痰，阴虚劳嗽，痰中带血，瘰疬，乳痈，肺痈；不宜与川乌、制川乌、草乌、制草乌、附子同用。浙贝母苦，寒；归肺、心经；清热化痰止咳，解毒散结消痈；用于风热咳嗽，痰火咳嗽，肺痈，乳痈，瘰疬，疮毒。贝母主伤寒，当以外感、内伤咳嗽为主，燥咳、久咳、虚咳、痰咳均可随证加减。贝母清心安神除烦热，陈承《本草别说》云："贝母能散心胸郁结之气。"《神农本草经疏》曰："淋沥者，小肠有热也，心与小肠为表里，清心家之烦热，则小肠之热亦解矣。"贝母治喉痹，与牛蒡子等合用。贝母无治"金疮""风痉"之效，临床以化痰散结为主。化痰散结常用浙贝母，如内消瘰疬丸；止咳化痰常用川贝母，如蜜炼川贝枇杷膏，但风寒引起的痰多清稀及脾胃虚寒伴有腹泻者不宜使用。川贝根据形状和产地不同有松贝（珍珠贝）、青贝、炉贝（虎皮贝）之分，其中以松贝品质为优，以"怀中抱月"、均匀、完整、色米白而有光泽者为佳。浙贝母根据形状和产地不同有元宝贝（大象贝、象贝）、珠贝（算盘珠贝）、浙东贝之别，以元宝贝为佳。

天花粉

【原文】

花粉苦寒主消渴，身热烦满大热夺。补虚安中续绝伤，实治结胸胸痹药。

【译文】

天花粉，性寒，味苦。主治消渴、身热、心胸烦满不适，能补阴虚，使五脏安和，治跌打损伤、结胸、胸痹。

【解读】

天花粉，即栝楼根。《中国药典》载天花粉甘、微苦，微寒；归肺、胃经；清热泻火，生津止渴，消肿排脓；用于热病烦渴，肺热燥咳，内热消渴，疮疡肿毒；孕妇慎用，不宜与川乌、制川乌、草乌、制草乌、附子同用。天花粉治消渴，如玉泉丸、玉液汤等，生津止渴补阴也。天花粉善治疮疡肿毒，周文瑞主任医师治疗痤疮等，有天花粉、附片同用的临床案例，张锡纯认为天花粉可解一切疮家热毒，《神农本草经》无此认识。如意金黄散也用天花粉，言其"续绝伤"。临床全瓜蒌、瓜蒌壳、瓜蒌子分别入药。瓜蒌清热涤痰，治结胸胸痹，故柯仪宇名老中医对于咳嗽痰难出、心胸烦满者，常加瓜蒌。瓜蒌子润肺化痰，润肠通便，常用于燥咳痰黏、肠燥便秘，如清气化痰丸。

白 芍

【原文】

白芍苦平破坚积，邪气腹痛除血痹。寒热疝瘕痛止兮，尿利气益苦下泄。

【译文】

白芍，性平，味苦。能破除坚硬肿块，治疗邪气闭结腹痛、血痹、寒热、疝瘕。具有止痛、利尿、补益精气、味苦下泄的功效。

【解读】

古时，赤芍、白芍不分，唐末宋初始分。赤芍、白芍基原相同，一般白芍取之栽培品种，赤芍来自野生品种；另外，因加工方法不同分为赤芍、白芍。《中国药典》载白芍苦、酸，微寒；归肝、脾经；养血调经，敛阴止汗，柔肝止痛，平抑肝阳；用于血虚萎黄，月经不调，自汗，盗汗，胁痛，腹痛，四肢挛痛，头痛眩晕。《中国药典》载赤芍苦，微寒；归肝经；清热凉血，散瘀止痛；用于热入营血，温毒发斑，吐血衄血，目赤肿痛，肝郁胁痛，经闭痛经，癥瘕腹痛，跌扑损伤，痈肿疮疡。现代认为赤芍活血，白芍养血。《医林改错》诸逐瘀汤多用赤芍。犀角地黄汤等也用赤芍。柯仪宇名老中医常用四物汤，多根据患者实际情况选用赤芍或白芍。《神农本草经》言白芍具有利水的作用，临床少用，但确有疗效，张锡纯曰："阴虚有热小便不利者之要药。"益气作用临床未见。白芍缓急止痛，如芍药甘草汤缓腹中拘急作痛，枳实芍药散治"产后腹痛"，当归芍药散治"妇人怀妊，腹中（疞）痛"及"妇人腹中诸疾痛"，章次公曰："大黄与白芍同用，治下利与痢均妙。盖大黄作用于肠，为刺激之蠕动，时有腹痛之弊，协白芍之和缓，则疼痛较少也。"白芍止大黄通便引起的腹痛，麻子仁丸也如此。现代研究认为白芍含有单萜糖苷类、三萜类、黄酮类、鞣质类等化学成分，具有止痛、抗炎、抗抑郁、保肝、调节免疫等药理作用。赤芍含有单萜糖苷类、三萜类、黄酮类、鞣质类、酚酸类、糖类、甾体类和挥发油类等化学成分，具有保护心肌细胞和神经细胞、稳定微循环、抗内毒素、抗动脉粥样硬化、降低肺动脉高压、抗抑郁、保肝、抗胃溃疡、抗肿瘤、减缓衰老、治疗帕金森综合征、治疗糖尿病及其并发症、抗辐射、抗炎、抗病毒等药理作用。保肝，可用白芍粉冲服，然《本草害利》曰："肝脏病患者，不宜大量长期服用。"

木 通

【原文】

木通辛平通（利）九窍，血脉关节及利尿。脾胃寒热恶蛊除，令人不忘著功效。

【译文】

木通，性平，味辛。能通利九窍，治血脉不通、关节不利、小便不利、脾胃受损、恶疮蛊毒，能增强记忆力，令人难忘。

【解读】

木通，《神农本草经》言通草。《中国药典》载木通苦，寒；归心、小肠、膀胱经；利尿通淋，清心除烦，通经下乳；用于淋证，水肿，心烦尿赤，口舌生疮，经闭乳少，湿热痹痛。《中国药典》载木通为木通科植物木通、三叶木通或白木通的干燥藤茎，另外有川木通入药（毛茛科植物小木通或绣球藤的干燥藤茎），关木通为马兜铃科植物，功效与木通相似，然关木通含马兜铃酸，临床慎之。今之通草为五加科植物通脱木的干燥茎髓，常用于通乳，临床不可不识。

白 芷

【原文】

白芷辛温漏赤白，血闭阴肿祛寒热。头风①侵目泪出兮，善长肌肤兼润泽。

【词解】

①头风：《神农本草经》作"风头"，指风寒头痛、阳明经头痛。《诸病源候论》曰："风头眩者，由血气虚，风邪入脑，而引目系故也。五脏六腑之精气，皆上注于目，血气与脉并于上系，上属于脑，后出于项中，逢身之虚，则为风邪所伤，入脑则脑转而目系急，目系急故成眩也。"

【译文】

白芷，性温，味辛。治疗赤白带下，闭经，阴肿阴痒，恶寒发热，头痛，流泪。善长肌肤及润泽肌肤。

【解读】

白芷，《神农本草经》作白茝。《中国药典》载白芷辛，温；归胃、大肠、肺经；

解表散寒，祛风止痛，宣通鼻窍，燥湿止带，消肿排脓；用于感冒头痛，眉棱骨痛，鼻塞流涕，鼻衄，鼻渊，牙痛，带下，疮疡肿痛。现代中药学将白芷列为发散风寒药，外感风寒、通鼻窍、头痛常用。古时常用于治疗妇女赤白带下、阴肿阴痒等，柯仪宇名老中医常用此药治疗妇科疾病，有自拟三白汤。白芷辛温，能暖宫，治月经不调等妇科疾病，如《妇人良方》白芷暖宫丸治子宫虚弱，风寒客滞，因而断绪不成孕育。白芷也可外用于美容养颜，具有改善微循环、促进皮肤新陈代谢、延缓皮肤衰老的作用，也可配伍补骨脂，外用治疗白癜风。《本草崇原》曰："土主肌肉，金主皮肤，白芷得阳明金土之气，故长肌肤。面乃阳明之分部，阳气长，则其颜光，其色鲜，故润泽颜色。白芷色白，作粉如脂，故可作面脂。"白芷以杭白芷为佳，然产量下降，今以川白芷为最多，其基原也是杭白芷，产地不同耳，也作卤料。

苦 参

【原文】

苦参苦寒（主）心腹结（气），癥瘕积聚黄疸绝。除痈（肿）逐水溺沥余，补中明目止泪滴。

【译文】

苦参，性寒，味苦。主治心腹结气、癥瘕、积聚、黄疸、痈肿、小便淋漓不尽，能补中，使人眼睛明亮，使不自主流泪停止。

【解读】

《中国药典》载苦参苦，寒；归心、肝、胃、大肠、膀胱经；清热燥湿，杀虫，利尿；用于热痢，便血，黄疸尿闭，赤白带下，阴肿阴痒，湿疹，湿疮，皮肤瘙痒，疥癣麻风，外治滴虫性阴道炎。苦参，为中药苦寒药之一。苦参清湿热力强，故对黄疸、肝炎、肝肿大、肝硬化、小便淋漓等湿热内阻之病效果显著，如当归贝母苦参丸治妊娠小便难。苦参具有良好的抗炎作用，杀虫止痒治阴肿阴痒、湿疮、皮肤瘙痒、眼部感染，如苦参凝胶可用于赤白带下、滴虫性阴道炎及阴道霉菌感染等妇科慢性炎症。《素问》曰："脾苦湿，急食苦以燥之。"苦参祛湿热，湿热除，则脾胃运化正常，故而"补中"。《本草求真》云："苦参（专入肾，兼入脾、胃）味苦至极。古书有云，虽在五参（人参、沙参、紫参、丹参、玄参）之外，云参亦属有补，然究只属除湿导热之品，于补其奚济乎？（绣按，五参除人参可以言补，余不得以补名）……号为极苦极寒，用此杀虫除风，治水去疸，扫疥治癞，开窍通道，清痫解疲，清热除湿杀虫。或云有益。若谓于肾有补，纵书立有是说，亦不过从湿热祛之后而言。"苦参主心腹结气，如《千金翼方》五参丸（苦参、人参、沙参、丹参、玄参），取苦参清心，丹参活血，人参益气，沙参、玄参滋阴；《天回医简》言："治心腹为病……丹参主胸，沙参主腹，苦参主胁，玄参主肠，紫参主心，芍药主少腹，病所在即倍其药。方曰，服之百日。今再试之，廿日其病已。"言苦参主癥瘕积聚，临床未见。

水 萍

【原文】

水萍辛寒水气下，暴热身痒消渴罢。最能胜酒长发须，肤疾轻身感形化。

【译文】

水萍，性寒，味辛。能利水消肿，治暴热、身痒、消渴，能解酒、乌发、生发，还能治疗皮肤病。长期服用轻身，长寿。

【解读】

水萍，宋始称浮萍。《中国药典》载浮萍辛，寒；归肺经；宣散风热，透疹，利尿；用于麻疹不透，风疹瘙痒，水肿尿少。浮萍，混淆品种较多，如天南星科植物水浮莲，不宜使用。《神农本草经疏》曰："水萍，其体轻浮，其性清燥，能祛湿热之药也。热气郁于皮肤则作痒，味辛而气清寒，故能散皮肤之湿热也。寒能除热，燥能除湿，故下水气。酒性湿热，而萍之质不沉于水，其气味辛寒，轻清而散，故能胜酒。血热则须发焦枯而易堕，凉血则营气清而须发自长矣。《别录》主消渴者，以湿热之邪去，则津液自生，而渴自止也。其曰下气，以沐浴生毛发者，亦以寒能除热，凉血之验也。"浮萍的现代研究较少，研究认为浮萍的主要成分为芹菜素，其在治疗心脑血管疾病、抗氧化、抗炎等方面具有显著的作用。

款冬花

【原文】

冬花辛温主喉痹，咳逆上气善喘息。寒热邪气诸痫惊，上行外达阴阳恊。

【译文】

款冬花，性温，味辛。主治喉痹、咳嗽气喘、寒热邪气、癫痫、惊风，能上行外达，调和阴阳。

【解读】

《中国药典》载款冬花辛、微苦，温；归肺经；润肺下气，止咳化痰；用于新久咳嗽，喘咳痰多，劳嗽咳血。款冬花治"诸痫惊"，现代临床少用。《日华子本草》载："润心肺，益五脏，除烦，补劳劣，消痰止咳，肺痿吐血，心虚惊悸，洗肝明目及中风。"值得进一步研究。润肺止咳，常蜜炙。款冬花主要含有倍半萜和三萜类、黄酮类、有机酸类、生物碱类、挥发油类等成分，具有镇咳祛痰、抗炎、抗过敏、抗血小板聚集、抗肿瘤、抗氧化、保护神经等作用，款冬酮能有效应对肺部炎症相关疾病（如哮喘、慢性阻塞性肺疾病、肺纤维化、肺炎等）。

厚 朴

【原文】

苦温厚朴惊悸用，中风伤寒与头痛。治气血痹①及死肌，去三虫兼寒热共。

【词解】

①气血痹：气痹，血痹。《华氏中藏经》曰："气痹者，愁忧思喜怒过多，则气结于上，久而不消，则伤肺，肺伤则生气渐衰，则邪气愈胜，留于上，则胸腹痹而不能

食，注于下则腰脚重而不能行，攻于左则左不遂，冲于右则右不仁，贯于舌则不能言，遗于肠中则不能溺，壅而不散则痛，流而不聚则麻。"《诸病源候论》曰："血痹者，由体虚邪入于阴经故也。血为阴，邪入于血而痹，故为血痹也。"

【译文】

厚朴，性温，味苦。治惊悸，中风，伤寒，头痛，气痹，血痹，肌肤麻木不仁，寄生虫病，寒热失调。

【解读】

《中国药典》载厚朴苦、辛，温；归脾、胃、肺、大肠经；燥湿消痰，下气除满；用于湿滞伤中，脘痞吐泻，食积气滞，腹胀便秘，痰饮喘咳。临床认为厚朴行气、降气力强，似无《神农本草经》所言之作用。《本经逢原》曰："厚朴苦温，先升后降，为阴中之阳药，故能破血中气滞。《本经》中风伤寒，头痛寒热者，风寒外伤于阳分也。其治惊悸逆气，血痹死肌者，寒湿入伤于腠理也。湿热内着于肠胃，而生三虫，此药辛能散结，苦能燥湿，温能祛虫，故悉主之。消风散用之，深得《本经》之义。今世但知厚朴为温中散滞之药，而治肠胃湿满寒胀，温中下气，消痰止吐。平胃散用以治腹胀者，味辛能散滞气也。若气实人误服参、芪，胀闷作喘，宜此泻之。与枳实、大黄同用，能泻实满，所谓消痰下气也；与苓、术、橘皮同用，能泻湿满，所谓温中益气也。然行气峻猛，虚者勿服，气温即止，不可久服。"颇为中肯。今有厚朴排气合剂，行气消胀、宽中除满，用于腹部非胃肠吻合术后早期肠麻痹，症见腹部胀满，胀痛不适，腹部膨隆，无排气、排便，舌质淡红，舌苔薄白或薄腻。现代研究发现厚朴以厚朴酚及和厚朴酚生物活性最优，还含有生物碱类、多糖类、挥发油类等有效成分，具有抗炎、抗菌、抗氧化、抗肿瘤、保肝、促进肠胃运动等作用。

栀 子

【原文】

栀子苦寒胃（中）热（气）清，五内邪气疮疡珍。泻心火疗赤白癞[①]，面赤酒皰皶[②]鼻轻。

【词解】

①癞：读 lài。表皮凹凸不平或有斑点的病证，如麻风病、癣疥等皮肤病。

②疱皶：疱，读 pào，同"疱"。皶，读 zhā，同"齇"。鼻子上的小红疱，俗称"酒渣鼻"。

【译文】

栀子，性寒，味苦。主治胃热、五脏邪气、疮疡，能清心火，治麻风病、面赤、酒渣鼻。

【解读】

《中国药典》载栀子苦，寒；归心、肺、三焦经；泻火除烦，清热利湿，凉血解毒，外用消肿止痛；用于热病心烦，湿热黄疸，淋证涩痛，血热吐衄，目赤肿痛，火毒疮疡，外治扭挫伤痛。栀子苦寒，除胃中热气，五脏六腑热毒，然久服伤胃，内服常炒用。栀子豉汤治懊恼，虚烦不眠此方好，前证兼呕加生姜，若是少气加甘草，泻火除烦也。《素问》曰："诸痛痒疮，皆属于心。"栀子泻心火，解毒，治湿疹、痤疮、酒渣鼻等皮肤病，也治带状疱疹，周文瑞主任医师常用，如栀子柏皮汤。如意金黄散外用，常用生栀子。民间有用栀子花泡水服者，清火也。

枳　实①

【原文】

枳实苦寒善除（寒热）结，利（五）脏长肌（肉）止痢②切。大风在肤麻苦痒，益气轻身在苦泄。

【词解】

①枳实：原作"只实"。

②止痢：《神农本草经》作"止利"。

【译文】

枳实，性寒，味苦。能消除寒热邪气郁结，使五脏安和、肌肉强壮，能止痢，治疗大风病所致的皮肤瘙痒，能益气轻身，苦能下泄之故。

【解读】

《中国药典》载枳实苦、辛、酸，微寒；归脾、胃经；破气消积，化痰散痞；用于积滞内停，痞满胀痛，泻痢后重，大便不通，痰滞气阻，胸痹，结胸，脏器下垂；孕妇慎用。脾主肌肉，枳实无健脾益气之功，但补益药中，常佐少量行气药，故"利五脏长肌肉"。痢疾寒热常出现里急后重、阳明腑实之热结旁流等泄泻状态，枳实行气活血以治痢疾。周文瑞主任医师在皮肤病中常用枳实，取止痒之义。枳实为芸香科植物酸橙或甜橙的幼果，以外皮色黑绿、香气浓者为佳。枳实的化学成分主要包括黄酮类、生物碱类、挥发油类等，具有抗氧化、兴奋平滑肌、升压、抑菌、止痛、中枢抑制、降血糖、保肝等作用。《梦溪笔谈》曰："六朝以前医方，唯有枳实，无枳壳，故《本草》亦只有枳实，后人用枳之小嫩者为枳实，大者为枳壳，主疗各有所宜，遂别出枳壳一条……古人言枳实者，便是枳壳。"认为晋以前枳实当为现代枳壳。现代研究认为枳实、枳壳功用相似，只宽中下气之药力不同也，《药性赋》曰："宽中下气，枳壳缓而枳实速也。"临床常麸炒后使用。

枳　壳①

【原文】

枳壳苦酸带微寒，背膊闷倦胸膈痰。咳嗽逐水胀满消，利关节与安胃烦。

【词解】

①枳壳：原作"只壳"。

【译文】

枳壳，性微寒，味苦、酸。主治背膊，闷倦，胸膈有痰，咳嗽，水肿，胁胀，关节不利，胃脘嘈杂。

【解读】

《中国药典》载枳壳苦、辛、酸，微寒；归脾、胃经；理气宽中，行滞消胀；用于胸胁气滞，胀满疼痛，食积不化，痰饮内停，脏器下垂；孕妇慎用。常麸炒后使用，临床应用与枳实相似。治胸痹者，《金匮要略》曰："胸痹，心中痞，留气结在胸，胸满，胁下逆抢心，枳实薤白桂枝汤主之，人参汤亦主之。"方用枳实、厚朴、薤白、桂枝、瓜蒌，消痞除胀，行气化痰力强。治胁痛者，《严氏济生方》曰："多因疲极嗔怒，悲哀烦恼，谋虑惊忧，致伤肝脏。肝脏既伤，积气攻注，攻于左，则左胁痛；攻于右，则右胁痛；移逆两胁，则两胁俱痛。"方用枳芎散（枳实、川芎、甘草），疗效颇佳，今胰腺炎或胰腺炎复发，多以胁痛为主，柯仪宇名老中医也多用之加减治疗，用枳壳颇多。

黄　柏①

【原文】

黄柏苦寒止泄痢，肠胃结热黄疸去。清热燥湿肠痔消，妇漏赤白阴（伤蚀）疮蘖。

【词解】

①柏：原作"蘖"。

【译文】

黄柏，性寒，味苦。治疗痢疾、胃肠湿热、黄疸，能清热燥湿，治疗痔疮、崩漏、带下、阴痒、疮疡。

【解读】

黄柏，《神农本草经》上品，云蘖木。《中国药典》载黄柏苦，寒；归肾、膀胱经；清热燥湿，泻火除蒸，解毒疗疮；用于湿热泻痢，黄疸尿赤，带下阴痒，热淋涩痛，脚气痿躄，骨蒸劳热，盗汗，遗精，疮疡肿毒，湿疹湿疮；盐黄柏滋阴降火，用于阴虚火旺，盗汗骨蒸。黄柏苦寒，古今多用于泻火，"惟两尺脉俱旺者最宜"。有白头翁汤治痢疾，栀子柏皮汤治黄疸，二妙散清热燥湿，外用治蚀疮。有相火旺者，用封髓丹、知柏地黄丸等。黄柏治湿热痹痛，如痛风，朱丹溪有潜行散用黄柏一味，今常与麻黄附子细辛汤、薏苡仁、土茯苓、威灵仙等合用。柯仪宇名老中医治妇女带下色黄、男子精液色黄者，加黄柏等清热之品，傅山有易黄汤。有兽药白头翁散治犬细小病毒感染个案。《本经逢原》曰："黄柏……生用降实火，酒制治阴火上炎，盐制治下焦之火，姜制治中焦痰火，姜汁炒黑治湿热，盐酒炒黑治虚火，阴虚火盛，面赤戴阳，附子汁制。"黄柏多用黄皮树树皮，称川黄柏，也有关黄柏入药，常去粗皮后使用。

山茱萸

【原文】

山萸酸平即枣皮，温中焦逐寒热痹。心下邪气寒热涤，去（三）虫久服轻身奇。

【译文】

山茱萸，即枣皮，性平，味酸。能温补中焦，祛除寒热痹症、心下邪气、寒热往来，杀寄生虫。长期服用轻身。

【解读】

《中国药典》载山茱萸酸、涩，微温；归肝、肾经；补益肝肾，收涩固脱；用于眩晕耳鸣，腰膝酸痛，阳痿遗精，遗尿尿频，崩漏带下，大汗虚脱，内热消渴。山茱萸逐寒热痹，罗伦才省名中医常用此药治风湿痹痛、腰膝酸软。《药品化义》曰："山茱萸，滋阴益血，主治目昏耳鸣，口苦舌干，面青色脱，汗出振寒，为补肝助胆良品。夫心乃肝之子，心苦散乱而喜收敛，敛则宁静，静则清和，以此收其涣散，治心虚气弱，惊悸怔忡，即虚则补母之义也。肾乃肝之母，肾喜润恶燥，司藏精气，借此酸能收脱，敛水生津，治遗精，白浊，阳道不兴，小水无节，腰膝软弱，足酸疼，即子令母实之义也。"与现代应用相似。山茱萸主寒热，《医学衷中参西录》曰："其所主之寒热，即肝经虚极之寒热往来也。"临床常去核用，祝之友认为山茱萸当不去核而用。山茱萸，多补益肝肾，收敛正气。山茱萸收敛之功颇奇，如危急重症中参附与山茱萸收敛欲脱之正气，柯仪宇名老中医常于通经药中加山茱萸一味，防通之太过，月经过多。山茱萸实为凉山州道地药材，然今产不多。山茱萸提取物具有良好的降糖作用。山茱萸常出现陈货，呈紫黑色，质次，临床以紫红色为佳。

吴茱萸

【原文】

吴萸辛温小毒有，温中下气止痛陡。除温①逐风（邪）血痹驱，咳逆寒热腠理剖。

【词解】

①温：《神农本草经》作"湿"。

【译文】

吴茱萸，性温，味辛，有小毒。温中散寒，降气止呕，止痛，祛风除湿，治血痹，止咳嗽，除寒热，开腠理。

【解读】

《中国药典》载吴茱萸辛、苦，热，有小毒；归肝、脾、胃、肾经；散寒止痛，降逆止呕，助阳止泻；用于厥阴头痛，寒疝腹痛，寒湿脚气，经行腹痛，脘腹胀痛，呕吐吞酸，五更泄泻。吴茱萸"温中下气止痛"，柯仪宇名老中医常用药组桂枝、干姜、吴茱萸治痛经，临床加减使用。吴茱萸治病以散寒为要，脾胃虚寒、肝寒、肺寒等均可治疗。《日华子本草》曰："健脾，通关节。"临床有吴茱萸入热庵包治关节肿痛属寒湿痹阻者，方用吴茱萸、小茴香、蚕沙等。吴茱萸性温，黄连性寒，寒温并用，名左金丸，辛开苦降，可泻肝经瘀热，使热从下达，有清泻肝火之效，可以治疗肝火横逆，胁痛吞酸嗳腐，湿热下痢、泄泻。《伤寒论》曰："食谷欲呕，属阳明也，吴茱萸汤主之。"现代研究认为吴茱萸汤治疗急慢性胃炎属中焦虚寒者、神经性呕吐及梅尼埃病属肝胃虚寒者、高血压属厥阴肝寒者等有良好的治疗效果，辨证要点为畏寒、呕吐、胃痛、头痛、眩晕等。吴茱萸有大小之别，大者呈五棱扁球形，五裂瓣多裂口，香气浓郁；小者呈圆球形，五裂瓣不明显，香气较淡。以大者为佳。

杏 仁

【原文】

杏仁甘苦湿①利冷②，雷鸣③喉痹下气敏。咳逆上气产乳通，金疮寒心④奔豚醒。

【词解】

①湿：根据文意，当作"温"。

②利冷：冷利也，滋润之意也。

③雷鸣：喘鸣，指喉中痰鸣如雷。《素问》曰："阴争于内，阳扰于外，魄汗未藏，四逆而起，起则熏肺，使人喘鸣。"《神农本草经读》曰："雷鸣喉痹者，火结于喉为痹痛，痰声之响，如雷鸣也，杏仁下气，所以主之。"

④寒心：寒饮在心下之义。多指胃脘疼痛。

【译文】

苦杏仁，性温，味甘、苦，质润。能治疗喉中痰鸣如雷、喉痹，能降气，治疗咳嗽气喘、乳汁不通、跌打损伤、胃脘疼痛、奔豚气。

【解读】

苦杏仁，《神农本草经》下品。《中国药典》载苦杏仁苦，微温，有小毒；归肺、大肠经；降气止咳平喘，润肠通便；用于咳嗽气喘，胸满痰多，肠燥便秘；内服不宜过量，以免中毒。苦杏仁临床常㷖用或者㷖后炒用，似桃仁。苦杏仁主要具有止咳降气平喘的作用，主要用于外感病证，如《温病条辨》杏苏散、桑杏汤等，也有三仁汤者，杏仁分消上焦热，治湿温初起。邹澍《本经疏证》曰："杏仁入气分而通血脉矣。"肺主气，司呼吸，朝百脉，肺气的正常宣降可调节周身气机，推动血液正常运行，在临床中常用于外感见血瘀之象者，柯仪宇名老中医在用杏仁、桃仁活血的同时，常加丹参一味，咳嗽、疲倦等症状迅速好转。《神农本草经》所言其他作用，现代多未见，未认识到润肠通便的作用，临床常用于虚人、老年等便秘者。

乌　梅

【原文】

乌梅酸平温涩性，除热烦满心安①定。下气（止）肢体痛偏枯（不仁），去（青黑）痣（蚀）恶肉死肌应。

【词解】

①心安：a.安胃也。心，古时候常指胃，指胃部疾病，如胃痛、胃胀等。b.指安神，如治失眠。

【译文】

乌梅，性温、平，味酸。能除热，清心中满闷，安定心神，降气止咳，治肢体疼痛、麻木不仁，除痣、恶肉、死肌。

【解读】

《中国药典》载乌梅酸、涩，平；归肝、脾、肺、大肠经；敛肺，涩肠，生津，安蛔；用于肺虚久咳，久泻久痢，虚热消渴，蛔厥呕吐腹痛。乌梅生津止渴，除热烦满。《神农本草经》言乌梅治"肢体痛偏枯"，临床未见，然《神农本草经疏》曰："其主肢体痛，偏枯不仁者，盖因湿气浸于经络，则筋脉弛纵，或疼痛不仁；肝主筋，酸入肝而养筋，肝得所养，则骨正筋柔，机关通利而前证除矣。""恶肉死肌"范围较广，如瘢痕、息肉等，外用内服皆可，周文瑞主任医师在外治皮肤病时常用。乌梅安蛔虫，如乌梅丸。柯仪宇名老中医止咳常用乌梅。乌梅，药食同源，用于酸梅汤，解暑生津止渴，为凉山州道地药材，为桔梅咽炎袋泡茶主要成分。乌梅含有有机酸类、黄酮类、萜类、多糖类等成分，具有治疗哮喘、治疗溃疡性结肠炎、调节免疫、抗氧化、抗肿瘤、抑菌等作用。临床所用乌梅，以肉厚者为佳。凉山州第二人民医院在凉山州率先提出了以医疗机构制剂和中医康养为龙头的"凉山中彝药物现代全产业链示范园项目"规划。

知识拓展

中医药全产业链：中医药全产业链涉及一、二、三产业全过程，一产业主要包括中药材种植、养殖、采收、产地加工及其中医农业等，二产业包括中药饮片炮制加工、中成药生产、配方颗粒生产、中医药大健康产品生产等，三产业包括中药商品的物流运输销售、中医药健康服务业、中医药健康旅游业等。中医药全产业链涵盖中药种植、中药生产、中医医疗、养生保健、健康养老、健康旅游、健康食品等诸多领域，可以为人民群众提供多领域、多渠道、多层次、多元化的健康服务和健康产品。

中医农业：中医农业就是将中医学基本原理和方法应用于农业领域，实现现代农业与传统中医学的跨界融合，优势互补，集成创新，达到促进动植物健康生长、实现病虫害绿色防控、保障农产品质量安全、满足人民健康发展需要的目的。2023 年，健康中国工程管理委员会选址西昌建立了中医农业基地。

犀牛角

【原文】

苦酸咸寒犀牛角，百毒蛊疰邪（鬼）瘴却。钩吻鸩羽蛇毒驱，治不迷惑支承魇寐确。

【译文】

犀牛角，性寒，味苦、酸、咸。治疗多种毒邪、蛊疰、瘴气等疫病，解钩吻、鸩羽、蛇毒，能解除迷惑，治疗噩梦惊恐。

【解读】

现用水牛角代替犀牛角，《中国药典》载水牛角苦，寒；归心、肝经；清热凉血，解毒，定惊；用于温病高热，神昏谵语，发斑发疹，吐血衄血，惊风，癫狂。瘟疫等急性病发作多出现高热、迷惑、噩梦、惊恐等症，水牛角可退热而治之。研究认为犀角水煎液与水牛角浓缩粉水煎液均能明显降低大肠杆菌内毒素所致小鼠死亡率，缩短弥散性血管内凝血模型大鼠血中的白陶土活化部分凝血活酶时间、凝血酶原时间、凝血酶时间和升高血小板数，能协同戊巴比妥钠延长小鼠睡眠时间，两者作用相似。

知识拓展

动物药：动物药是指来源于动物的整体（全蝎、蜈蚣）或动物体的某一部分（羚羊角、龟甲、鳖甲）、动物体的生理或病理产物（麝香、牛黄）、动物体的加工品（血余炭）等的一类中药。动物药多为"血肉有情之品"，可滋补精血，滋阴壮阳，如鹿茸峻补真阳，龟甲大补真阴；多为"行走通窜之物"，具有破血逐瘀、攻坚破积、祛风止痒、消癥散结等作用。牛黄、熊胆、麝香、虎骨被称为我国古代四大名贵动物药。2018年10月29日，国务院印发《关于严格管制犀牛和虎及其制品经营利用活动的通知》，严格禁止法律规定的特殊情况以外所有出售、购买、利用、进出口犀牛和虎及其制品的活动。包装、说明中声明含有犀牛和虎及其制品的管制，一律按犀牛或虎制品对待。因科学研究、资源调查、宣传教育、治病救人、文物保护、文化交流、执法监管等特殊情况需要出售、购买、利用、进出口犀牛和虎及其制品的，要依法申请行政许可，并遵守一系列细化管理规定，严防乱用或滥用。

羚羊角

【原文】

羚角咸寒益气推，恶血注下起阴虺。蛊毒恶鬼不祥辟，常不压寐明目魁。

【译文】

羚羊角，性寒，味咸。能益气，去瘀血，起阴，除蛊毒邪恶等不祥之物，使神志安定而不做噩梦，能明目。

【解读】

《中国药典》载羚羊角咸，寒；归肝、心经；平肝息风，清肝明目，散血解毒；用于肝风内动，惊痫抽搐，妊娠子痫，高热痉厥，癫痫发狂，头痛眩晕，目赤翳障，温毒发斑，痈肿疮毒。羚羊为国家保护动物，羚羊角资源少，性寒，不宜久服。羚羊角治热入营血、心神不宁、壮热烦躁、神昏等，故言"蛊毒恶鬼不祥辟"。

鹿 茸

【原文】

鹿茸甘温血肉品，漏下恶血益气饮。强志不老齿可生，寒热惊痫服必寝。

【译文】

鹿茸，性温，味甘。为血肉有情之品，治崩漏、恶血，能补益阳气、益肾强志、固齿、防止衰老，寒热惊风、痫证也能治。

【解读】

《中国药典》载鹿茸甘、咸，温；归肾、肝经；壮肾阳，益精血，强筋骨，调冲任，托疮毒；用于肾阳不足，精血亏虚，阳痿滑精，宫冷不孕，羸瘦，神疲，畏寒，眩晕，耳鸣，耳聋，腰脊冷痛，筋骨痿软，崩漏带下，阴疽不敛。在临床上还有鹿角、鹿角霜、鹿角胶，功效同中有异。鹿角咸，温；归肾、肝经；温肾阳，强筋骨，行血消肿；用于肾阳不足，阳痿遗精，腰脊冷痛，阴疽疮疡，乳痈初起，瘀血肿痛。鹿角霜咸、涩，温；归肝、肾经；温肾助阳，收敛止血；用于脾肾阳虚，白带过多，遗尿尿频，崩漏下血，疮疡不敛。鹿角胶甘、咸，温；归肾、肝经；温补肝肾，益精养血；用于肝肾不足所致的腰膝酸冷，阳痿遗精，虚劳羸瘦，崩漏下血，便血尿血，阴疽肿痛。鹿茸补益力强，鹿角温里散结力强，鹿角霜活血散结力强，鹿角胶止血力强。鹿茸为名贵中药，系梅花鹿和马鹿的雄鹿未骨化密生茸毛的幼角，可人工养殖。市场上鹿茸片分为血片、蛋黄片、骨片，血片为鹿茸尖部切片，质量最优，切面呈红黄色至红棕色，饮片外围无骨质，中部密布细孔；蛋黄片为鹿茸中上部的切片，质量次之，切面呈黄白色，外围可见轻度骨质，中部密布细孔；骨片为鹿茸下部的切片，质量最次，切面呈灰黄色，外围骨质化，中部略显骨质化，中心可见稀疏细孔。鹿茸性温，凡阴虚阳亢，内热火旺者忌服。常研成细粉，入丸散剂，或用淡盐水吞服。今有以鹿茸为保健品者，阴虚、热甚者不宜。

鳖　甲

【原文】

酸平鳖甲主心腹，癥瘕坚积寒热除。痔疾蚀肉阴蚀消，痔核散兮去恶肉。

【译文】

鳖甲，性平，味酸。主治心腹癥瘕积聚，虚热，痞满，息肉，阴蚀，痔疮，恶肉等。

【解读】

《中国药典》载鳖甲咸，微寒；归肝、肾经；滋阴潜阳，退热除蒸，软坚散结；用于阴虚发热，骨蒸劳热，阴虚阳亢，头晕目眩，虚风内动，手足瘈疭，经闭，癥瘕，久疟疟母。鳖甲，《神农本草经》强调治"癥瘕坚积"，作用显著，如鳖甲煎丸寒热并用，扶正祛邪，消癥瘕积聚，治肿块、息肉、肌瘤、结节等，柯仪宇名老中医常用治疗子宫肌瘤等，研究发现鳖甲煎丸具有良好的抗肝脏、肺脏、肾脏纤维化作用。临床认为鳖甲滋阴，故"寒热除"，以清虚热为主。阴寒者不宜使用。鳖甲，常用背甲，现有餐后回收者，不堪药用。

僵　蚕

【原文】

僵蚕气味平咸辛，治儿夜啼及痫惊。三虫能去黑黚灭，令面色好男痒阴。

【译文】

僵蚕，性平，味咸、辛。治疗小儿夜啼、小儿惊风、寄生虫病、面部黑斑、阴痒，使人面色姣好。

【解读】

僵蚕，《神农本草经》称白僵蚕。《本草纲目》曰："蚕病风死，其色自白，故曰白僵。"《中国药典》载僵蚕咸、辛，平；归肝、肺、胃经；息风止痉，祛风止痛，化痰散结；用于肝风夹痰，惊痫抽搐，小儿急惊风，破伤风，中风口㖞，风热头痛，目赤咽痛，风疹瘙痒，发颐痄腮。《神农本草经》言杀"三虫"，临床未见。僵蚕具有抗过敏止痒的作用，皮肤科常用，也用于面斑、阴痒。僵蚕易霉变，储存需谨慎。现代研究表明，僵蚕具有蛋白多肽类、甾醇类、黄酮类等化学成分，具有抗惊厥、抗凝、抗血栓、抗肿瘤、催眠、降血糖等药理作用。僵蚕的实质是真菌和家蚕的复合体，非病死的僵蚕。

蚱 蝉

【原文】

蚱蝉水味气咸寒，感秋气生金俱全。小儿惊痫夜啼止，癫疾寒热治何难。

【译文】

蚱蝉，性寒，味咸，禀秋气，属金。治疗小儿惊风、夜啼、癫痫，能疏风解热，治疗寒战高热。

【解读】

蚱蝉为蚱蝉全虫，现临床多用蝉蜕。《中国药典》载蝉蜕甘，寒；归肺、肝经；疏散风热，利咽，透疹，明目退翳，解痉；用于风热感冒，咽痛音哑，麻疹不透，风疹瘙痒，目赤翳障，惊风抽搐，破伤风。功用古今相似。李时珍曰："蝉乃土木余气所化，饮风吸露，其气清虚。故其主疗，皆一切风热之证。古人用身，后人用蜕。大抵治脏腑经络，当用蝉身。治皮肤疮疡风热，当用蝉蜕，各从其类也。"蝉蜕清热，治温病初起，治疗瘟疫常用，如神解散、清化汤等。蝉蜕主皮毛，周文瑞主任医师常用于皮肤病。小儿"心肝火旺，烦躁而啼"，可用蝉蜕水煎，加入适量冰糖喂服。蝉蜕常落于地上，再采收，故泥土较多，在使用时当注意。蝉蜕主要含有甲壳质、蛋白质、氨基酸、微量元素等化学成分，具有抗炎、镇咳、祛痰、平喘、镇静、止痛、解痉、抗惊厥、抗凝等作用。

石 膏

【原文】

石膏辛寒除邪鬼，中风寒热（心下）逆（气①惊）喘美。口干舌燥息不能，金疮腹（中坚）痛效胡菲。

【词解】

①心下逆气：胃火上炎。心下，多指胃。石膏性寒沉降，能降炎上之火。

【译文】

石膏，性寒，味辛。能驱除病邪，治疗中风、伤寒发热、心下逆气、咳嗽气喘、惊痫、口干舌燥、呼吸困难、金疮、腹中燥结疼痛。

【解读】

石膏，为硫酸盐类矿物石膏族石膏，主含含水硫酸钙（CaSO$_4$·2H$_2$O）。《中国药典》载石膏甘、辛，大寒；归肺、胃经；清热泻火，除烦止渴；用于外感热病，高热烦渴，肺热喘咳，胃火亢盛，头痛，牙痛；先煎。周文瑞主任医师认为生石膏犹如天然抗生素，在皮肤科疾病中常于配方中使用，如白虎汤。温热之邪侵袭人体，从气分传入血分，邪陷心包，热蒙心窍，出现中风、惊痫等症状，故石膏治中风。进一步研究发现，石膏可"除邪鬼"，退热也，如化斑汤、风引汤、小续命汤、大秦艽汤等。"牙疼不是病，疼起来真要命"，石膏治牙痛，清胃火尔。治疗"金疮"，临床常用煅石膏，《中国药典》载煅石膏甘、辛、涩，寒；归肺、胃经；收湿，生肌，敛疮，止血；外治溃疡不敛，湿疹瘙痒，水火烫伤，外伤出血。治肺热咳喘，古有麻杏石甘汤，今有麻杏石甘颗粒及麻杏石甘汤加减的中成药不计其数。

下品（十味）

附　子

【原文】

附子辛温大毒味，风寒咳逆邪气贵。癥坚积聚血瘕消，寒湿痿躄①拘挛退。膝痛不能步履行，温中金疮邪气对。

【词解】

①痿躄：指四肢痿弱、足不能行。《素问》曰："五脏因肺热叶焦，发为痿躄。"《顾松园医镜》曰："言五脏之痿，皆因于肺气之热，致五脏之阴俱不足而为痿。五痿虽异，总曰痿。"

【译文】

附子，性温，味辛，有大毒。治疗风寒邪气、咳嗽气喘、癥瘕、积聚、寒湿痿证、四肢拘挛、膝部疼痛、不能行走，能温煦内脏，治金刃伤。

【解读】

古之附子，包括川乌、天雄、附子、草乌等；现多言附片。附子为毛茛科植物乌头的子根（切片为附片），川乌为其母根。草乌为毛茛科植物北乌头的干燥块根。《中国药典》载附子辛、甘，大热，有毒；归心、肾、脾经；回阳救逆，补火助阳，散寒止痛；用于亡阳虚脱，肢冷脉微，心阳不足，胸痹心痛，虚寒吐泻，脘腹冷痛，肾阳虚衰，阳痿宫冷，阴寒水肿，阳虚外感，寒湿痹痛；孕妇慎用，不宜与半夏、瓜蒌、瓜蒌子、瓜蒌皮、天花粉、川贝母、浙贝母、平贝母、伊贝母、湖北贝母、白蔹、白及同用。附子功效以散寒、止痛为要，寒性凝滞，寒散则痛止滞消，如附桂骨痛颗粒，治"寒湿痿躄拘挛""膝痛不能步履"。古有四逆辈用于危急重症，今有参附注射液用于中西医急症，一脉相承也，为阳气大亏，阴寒内盛之药。今有用大剂量附子治病者，然临床慎之，不可一味模仿，应辨证得当，《中国药典》剂量也能获奇效。附子具有强心、抗心律失常、抗炎、止痛、抗肿瘤等多种药理活性，同时具有心血管系统和神经系统毒性，其主要毒性及活性成分为二萜生物碱，故附子多炮制后使用，入汤剂需先煎2小时至不麻口为宜，中途切忌加入冷水，若加入冷水当延长煎药时间。周文瑞主任医师在皮肤病治疗中喜用炮附子，如附子薏苡败酱散、真武汤等。附子，以江油产者为佳，然凉山州布拖县产者，品质也优异。

半　夏

【原文】

半夏辛平肿痛咽（喉），伤寒寒热心下坚。胸胀咳逆并头眩，肠鸣下气止汗添。

【译文】

半夏，性平，味辛。治咽喉肿痛、伤寒、恶寒发热、心下痞满、胸胁胀满、咳嗽喘息、头目眩晕、肠鸣，能降逆下气止呕，治多汗。

【解读】

半夏有毒，常制用，以法半夏为多。《中国药典》载半夏辛、温，有毒；归脾、胃、肺经；燥湿化痰，降逆止呕，消痞散结；用于湿痰寒痰，咳喘痰多，痰饮眩悸，风痰眩晕，痰厥头痛，呕吐反胃，胸脘痞闷，梅核气，外治痈肿痰核。内服一般炮制后使用，3～9g；外用适量，磨汁涂或研末以酒调敷患处；不宜与川乌、制川乌、草乌、制草乌、附子同用；生品内服宜慎。《神农本草经》未言半夏化痰之功，《神农本草经读》曰："今人以半夏功专祛痰，概用白矾煮之，服者往往致吐，且致酸心少食，制法相沿之陋也。古人只用汤洗七次去涎，今人畏其麻口，不敢从之。余每年收干半夏数十斤，洗去粗皮，以生姜汁、甘草水浸一日夜，洗净，又用河水浸三日，一日一换，滤起蒸熟，晒干切片，隔一年用之，甚效。盖此药是太阴、阳明、少阳之大药，祛痰却非专长，故仲景诸方加减，俱云呕者加半夏，痰多者加茯苓，未闻以痰多加半夏也。"临床也有用姜半夏、清半夏者，古还有法制半夏，《圣济总录》云法制半夏由半夏、丁香皮等炮制而成。半夏可治疗失眠、盗汗，如半夏秫米汤。半夏止呕常用姜半夏。半夏治喉痹常用半夏厚朴汤。川派炮制崇尚复制法，复的意思有两种，一是加多种辅料，二是多次重复蒸晒等，如京半夏，加入皂角、甘草、桂枝、麻黄、小茴香、南坪细辛、芒硝、白矾、干姜、石灰等，另还有半夏曲。

大　黄

【原文】

大黄苦寒下瘀血，血闭寒热消聚积。留饮宿食破癥瘕，涤肠胃藉①土气色。推陈致新利水谷，调中化食五脏协。

【词解】

①藉：当作"借"。

【译文】

大黄，性寒，味苦。能活血化瘀，治闭经、寒热不调、积聚、水饮潴留、肠胃食积、癥瘕，可荡涤肠胃，推陈出新，通利水谷，调理脾胃，促进运化，使五脏安和。

【解读】

《中国药典》载大黄苦，寒；归脾、胃、大肠、肝、心包经；泻下攻积，清热泻火，凉血解毒，逐瘀通经，利湿退黄；用于实热积滞便秘，血热吐衄，目赤咽肿，痈肿疔疮，肠痈腹痛，瘀血经闭，产后瘀阻，跌打损伤，湿热痢疾，黄疸尿赤，淋证，水肿，外治烧烫伤。临床常炮制后使用，酒大黄善清上焦血分热毒，用于目赤咽肿、齿龈肿痛。熟大黄泻下力缓、泻火解毒，用于火毒疮疡。大黄炭凉血化瘀止血，用于血热有瘀出血症。用于泻下不宜久煎。外用适量研末敷于患处。大黄活血和泻下力强，孕妇及月经期、哺乳期慎用。《伤寒论》三承气汤均用大黄荡涤肠胃，二陷胸汤祛痰热水饮，抵当汤、大黄蛰虫丸等下瘀血，大黄牡丹汤治肠痈，推陈出新。大黄具利胆退黄之功，如茵陈蒿汤。柯仪宇名老中医喜用酒大黄治便秘，酒大黄炭治妇科疾病。今用大黄制剂治疗胰腺炎、慢性肾脏病等，疗效显著。川派炮制有九制大黄、十五制大黄和二十四制大黄。酒蜜制大黄，云"清宁片"，对大便秘结之年老、体弱、久病患者有较好疗效。

桃　仁

【原文】

桃仁苦甘平无毒，主瘀血兮血闭服。九癥八瘕邪气攻，杀虫生新将旧逐。

【译文】

桃仁，性平、味苦、甘，无毒。主治血瘀、闭经、癥瘕，能除邪气、杀虫、生新。

【解读】

《中国药典》载桃仁苦、甘，平；归心、肝、大肠经；活血祛瘀，润肠通便，止咳平喘；用于经闭痛经，癥瘕痞块，肺痈肠痈，跌扑损伤，肠燥便秘，咳嗽气喘；孕妇慎用。《神农本草经》强调桃仁的活血化瘀作用，柯仪宇名老中医有桃仁、红花、益母草活血之药组，《金匮要略》曰："产妇腹痛，法当以枳实芍药散，假令不愈者，此为腹中有干血着脐下，宜下瘀血汤主之，亦主经水不利。"桃仁化干血，通经之力强也。《千金要方》苇茎汤更用于治肺痈，泻邪热，化瘀滞。《神农本草经》未提及桃仁润肠通便、止咳平喘之功，《世医得效方》载五仁丸（桃仁、杏子仁、柏子仁、郁李仁、松子仁）治大便秘结，止咳杏仁、桃仁同用。桃仁似无杀虫的作用，然民间有用桃树叶外用治疗皮肤病者。桃仁治跌打损伤，如《医学发明》复元活血汤。现代研究认为桃仁有小毒，含有苦杏仁苷，在苦杏仁酶的作用下，会水解释放出氢氰酸，能抑制人体内几十种酶的活性，阻止呼吸系统递送氧，使组织细胞窒息，从而使人严重缺氧而死亡。临床使用桃仁常炒制或焯去皮后使用。在临床上桃仁有桃仁和山桃仁之别，价格不同。

旋覆花

【原文】

覆花咸温小毒藏，结气胁（下）满惊悸臧。五脏寒热皆能去，除水下气补中央。

【译文】

旋覆花，性温，味咸，有小毒。主治气结之病、胁下胀满、惊悸，能除五脏寒热邪气，除水湿邪气，降气，补中。

【解读】

旋覆花，古用全草，称金沸草。现花和全草分别入药，称为旋覆花和金沸草，功效有异。《中国药典》载旋覆花苦、辛、咸，微温；归肺、脾、胃、大肠经；降气，消痰，行水，止呕；用于风寒咳嗽，痰饮蓄结，胸膈痞闷，喘咳痰多，呕吐噫气，心下痞硬；包煎。金沸草苦、辛、咸，温；归肺、大肠经；降气，消痰，行水；用于外感风寒，痰饮蓄结，咳喘痰多，胸膈痞满。旋覆花，咸能除水，散结，痰祛，则惊悸止。"五脏寒热皆能去""补中"，作用待考证。《金匮要略》旋覆花汤、《伤寒论》旋覆代赭汤中旋覆花当为今金沸草也。旋覆花主要含有倍半萜类、黄酮类、其他萜类、甾体类、挥发油类、多糖类等成分，具有抗炎、抗肿瘤、保护神经、抗衰老、降血糖、降血脂、抗过敏、抗动脉硬化、抗心肌损伤、抗氧化、抗黑色素生成、保肝等药理活性。今有水朝阳旋覆花者，临床鉴别用之。

桔　梗

【原文】

桔梗气味辛苦温，治腹满幽幽肠鸣。胸胁痛如刀刺应，惊恐悸气饮即平。

【译文】

桔梗，性温，味辛。治疗腹部胀满，肠鸣幽幽，胸胁疼痛如刀刺，惊恐，心悸。

【解读】

《中国药典》载桔梗苦、辛，平；归肺经；宣肺，利咽，祛痰，排脓；用于咳嗽痰多，胸闷不畅，咽痛音哑，肺痈吐脓。《神农本草经》言其味辛，微温，与现今性平、味苦辛不同。《本草崇原》曰："腹满，肠鸣幽幽者，腹中寒则满，肠中寒则鸣。腹者土也，肠者金也。桔梗禀火土金相生之气化，能以火而温腹满之土寒，更能以火而温肠鸣之金寒也。"血府逐瘀汤言桔梗行气活血止痛，使气滞血瘀得通畅而止痛，故云"胸胁痛如刀刺应"。桔梗似无安神之功，然天王补心丹用桔梗，治"惊恐悸气"也。《邢锡波医案集》曰："凡症见咽痛、局部轻度红肿、病情较轻者可用生甘草一味，名为甘草汤，为治疗咽中燥痛的方剂，以清热解毒而缓痛。若服后不减，是肺热壅闭，可加桔梗，名为桔梗汤，以利肺豁痰、清热缓痛。桔梗辛开苦泄，而有宣肺、开结、排脓、解毒的功效。"桔梅咽炎袋泡茶在此基础上加味而成，治疗慢性咽炎效果显著。桔梗有苦桔梗与甜桔梗之别，甜桔梗非药用桔梗。《本草崇原》云："其根外白中黄有心，味辛而苦；若无心甜者，荠苨也。"荠苨，即甜桔梗。德昌有桔梗种植，产量品质俱佳，然无人收购，如凉山州最大的医疗机构制剂品种桔梅咽炎袋泡茶能开发成新药大品种，必将带动桔梗、乌梅等凉山州道地药材产业的发展。

葶　苈①

【原文】

葶苈辛寒主癥瘕，积聚结气与逐邪。饮食寒热破坚效，通利水道妙无涯。

【词解】

①葶苈：即葶苈子。

【译文】

葶苈子，性寒，味辛。主治癥瘕、积聚、结气胀满、邪气、宿食、寒热，能使水道通利。

【解读】

《中国药典》载葶苈子辛、苦，大寒；归肺、膀胱经；泻肺平喘，行水消肿；用于痰涎壅肺，喘咳痰多，胸胁胀满，不得平卧，胸腹水肿，小便不利。葶苈子品种有南北之分，宜包煎。《神农本草经》强调葶苈子主癥瘕积聚结气等，在各种结节多发的今天，具有特殊的现实意义，辛则行气活血，破癥散瘕。肺气降则水道自通，故通利水道效佳，不仅可清热利尿，还能强心利尿，如葶苈大枣泻肺汤，今有芪苈强心胶囊益气温阳、活血通络、利水消肿，用于冠心病、高血压病所致轻、中度充血性心力衰竭证属阳气虚乏、络瘀水停者。

连　翘

【原文】

连翘苦平鼠瘘用，瘰疬痈肿寒热共。恶疮瘿瘤①结热消，在腹在心蛊毒送。

【词解】

①瘿瘤：瘿是甲状腺疾病的总称，是指颈前喉结两侧肿大的一类疾病。瘤是瘀血、痰滞、浊气停留于机体组织间而产生的结块。

【译文】

连翘，性平，味苦。主治鼠瘘、瘰疬、痈肿、寒热、恶疮、瘿瘤、热结、蛊毒等病证。

【解读】

宋以前连翘为金丝桃科植物，称连轺，之后才变化为木犀科植物，故古今性味、归经、临床作用有别。今之连翘有青翘和老翘之分，民间有"摘疙瘩"（摘青翘）、"撸连皮"（摘老翘）的悠久传统，青翘会长出黄褐色斑点，斑点越多，挥发油类含量会越高。连翘野生资源较多，故常出现抢青采收的情况，出现抢青的连翘性状与《中国药典》不符，挥发油类含量也不足，影响连翘的质量。《中国药典》载连翘苦，微寒；归肺、心、小肠经；清热解毒，消肿散结，疏散风热；用于痈疽，瘰疬，乳痈，丹毒，风热感冒，温病初起，温热入营，高热烦渴，神昏发斑，热淋涩痛。古有五香连翘汤，治一切恶核、瘰疬、痈疽、恶肿等，方用木香、沉香、丁香、熏陆香、麝香、连翘、射干、升麻、独活、桑寄生、通草、大黄等，连翘配伍诸香解阳毒，配伍独活、寄生祛风消肿，配伍射干、升麻、通草、大黄等软坚散结。现代多用于外感病，如银翘散、清营汤等。

知识拓展

中药采收：中药采收的季节、时间和方法与中药材，特别是中药饮片的品质优劣和临床疗效有着密切的关系。孙思邈《千金翼方》曰："夫药采取不知时节，不以阴干曝干，虽有药名，终无药实，故不依时采取，与朽木不殊，虚废人功，卒无裨益。"在一般情况下，根茎类药材大多在秋冬或春季采收；叶类药材通常在植物生长茂盛时期采集；树皮类药材常于植物生长旺盛、植物体内浆液很充沛的时候采收；全草类药材多在植株充分成长或开花时采收；花类药材在含苞欲放时采摘；果实和种子类药材在近成熟时采收。近年，酸枣仁、连翘等野生药材资源，因"谁先采谁得利"而被提前采收，造成中药材质量下降，野生药物资源受到严重破坏。

夏枯草

【原文】

夏枯气味苦辛寒，（主）寒热瘰疬鼠瘘全。破癥散瘿头疮验，结气脚肿湿痹拈。

【译文】

夏枯草，性寒，味苦、辛。主热郁，瘰疬，鼠瘘，癥瘕，瘿瘤，头部生疮，结气，腿肿，湿痹。

【解读】

《中国药典》载夏枯草辛、苦，寒；归肝、胆经；清肝泻火，明目，散结消肿；用于目赤肿痛，目珠夜痛，头痛眩晕，瘰疬，瘿瘤，乳痈，乳癖，乳房胀痛。《神农本草经》未言夏枯草"明目"之功，然清肝明目效佳。夏枯草治瘰疬等肝之气血郁结、瘀滞诸证，中西医临床常用，如夏枯草口服液（片）等。夏枯草可治高血压，止眩晕，使血压平稳下降，如复方夏枯草降压颗粒，平肝降火，止眩，用于肝火上炎、眩晕头痛、失眠多梦、心烦口苦。在临床上夏枯草用花，夏枯全草用地上部分。夏枯草含有萜类、酚酸类、黄酮类、甾醇类、香豆素、有机酸类、挥发油类及糖类等成分，具有降血压、降血糖、抗菌、抗炎、抑制免疫、抗氧化、抗肿瘤、抗病毒等药理作用。

代①赭石

【原文】

赭石苦寒主贼风，鬼疰蛊毒精物攻。恶鬼腹中毒邪气，女子赤沃漏下松。

【词解】

①代：原作"黛"。

【译文】

代赭石，性寒，味苦。主治贼风、鬼疰、蛊毒，杀精物、恶鬼，治腹中毒邪、崩漏。

【解读】

代赭石即赭石，为氧化物类矿物刚玉族赤铁矿，主含三氧化二铁（Fe_2O_3）。《中国药典》载赭石苦，寒；归肝、心、肺、胃经；平肝潜阳，重镇降逆，凉血止血；用于眩晕耳鸣，呕吐，噫气，呃逆，喘息，吐血，衄血，崩漏下血；先煎；孕妇慎用。《神农本草经》所列诸证，重镇而治之，故用代赭石，收敛止血，故治崩漏。罗伦才省名中医常用生代赭石，治失眠、崩漏、呕吐诸证。

【原文】

再将《神农本草经读》上中下三品缺于经方之味，撰录赘后，一并熟读研究。经方乃无缺脱之恨，稽考之繁，方合仲圣立方之旨，不无补助云耳。

【译文】

再将《神农本草经读》上中下三品中未记载而经方常使用的中药整理记录完善于后一并仔细阅读研究，没有缺少和脱落，才没有遗憾；经过深入考察，才能符合仲圣立方的初衷，并提供一些有益的补充。

【解读】

《神农本草经读》选录《神农本草经》所列上、中、下三品365种中的常用药物160多种，末附"本草附录"46种，没有选录酸枣仁等经方用药。

酸枣仁

【原文】

枣仁气味平而酸，心腹寒热（邪）结（气）聚①安。四肢酸②疼湿痹验，久服安（五）脏轻身焉。

【词解】

①邪结气聚：a. 邪结气聚于心，则扰乱心神，见心烦、失眠、多梦等。b. 邪结气聚于腹，则腹痛、失眠，胃不和则卧不安。
②酸，原作"痠"，读 suān，同"酸"。

【译文】

酸枣仁，性平，味酸。主治寒热，邪气结聚于心腹，四肢酸痛，湿痹。长期服用，可使五脏安和，轻身。

【解读】

酸枣仁，《神农本草经》列为上品。《中国药典》载酸枣仁甘、酸，平；归肝、胆、心经；养心补肝，宁心安神，敛汗，生津；用于虚烦不眠，惊悸多梦，体虚多汗，津伤口渴。酸枣仁主要具有安神的作用，如酸枣仁汤。临床认为炒酸枣仁安神，生酸枣仁醒神。现代研究认为酸枣仁具有止痛的作用，然直接用于关节炎等痹症的极少。罗伦才省名中医认为睡眠安，则夜咳轻，关节痛也轻，故诸病治疗常加入酸枣仁。酸枣仁价格较高，常有伪品，如理枣仁。正品偏紫红，长大于宽，一面隆起，一面中间有条细线，临床临用时打碎，不宜提前打碎，易霉变。

火麻仁

【原文】

甘平气味火麻仁，补中益气土和纯。燥湿资益肠胃畅，（久服）肥健不老神仙成。

【译文】

火麻仁，性平，味甘。能补中益气，健脾燥湿，滋养肠胃。长期服用轻身，长寿。

【解读】

火麻仁，《神农本草经》列为上品，名麻子。《中国药典》载火麻仁甘，平；归脾、胃、大肠经；润肠通便；用于血虚津亏，肠燥便秘。火麻仁在使用时需去皮壳。《伤寒论》曰："趺阳脉浮而涩，浮则胃气强，涩则小便数，浮涩相搏，大便则硬，其脾为约，麻子仁丸主之。"火麻仁润肠通便，滋脾阴而调胃热，临床常用，今有中成药麻仁胶囊、麻仁软胶囊等。

赤小豆

【原文】

赤小豆味甘平酸，水肿从上而下焉。主排痈肿及脓血，由下上内而外边。

【译文】

赤小豆，性平，味甘、酸。能治疗从上而下的水肿。主消痈肿，排脓血，由下至上，由内及外。

【解读】

赤小豆，《神农本草经》列为中品。《中国药典》载赤小豆甘、酸，平；归心、小肠经；利水消肿，解毒排脓；用于水肿胀满，脚气浮肿，黄疸尿赤，风湿热痹，痈肿疮毒，肠痈腹痛；外用适量，研末调敷。赤小豆治疗肝、肾、心、脾性水肿均有疗效，药食同源，如赤小豆与鲤鱼煮烂食用。赤小豆"主排痈肿及脓血"，如《金匮要略》曰："病者脉数，无热微烦，默默但欲卧，汗出。初得之三四日，目赤如鸠眼，七八日，目四眦黑；若能食者，脓已成也，赤小豆当归散主之""下血，先血后便，此近血也，赤小豆当归散主之"。赤小豆，形长，圆者，非，为红豆也。

文 蛤

【原文】

文蛤气平味咸性，治恶疮蚀五痔病。伤寒应汗水灌停，燥水湿散邪热困。

【译文】

文蛤，性平，味咸。治疗恶疮、阴道溃烂、痔疮、伤寒，伤寒一般应发汗，误用他法，致水停于内。文蛤能燥湿散邪热。

【解读】

文蛤，《神农本草经》列为上品，为帘蛤科动物文蛤或青蛤的贝壳。《中国药典》载蛤壳苦、咸，寒；归肺、肾、胃经；清热化痰，软坚散结，制酸止痛，外用收湿敛疮；用于痰火咳嗽，胸胁疼痛，痰中带血，瘰疬瘿瘤，胃痛吞酸，外治湿疹、烫伤；先煎，蛤粉包煎；外用适量，研极细粉撒布或油调后敷患处。

乌贼鱼骨

【原文】

乌贼鱼骨味咸温，咸通血闭及月经。漏下赤白阴（蚀）肿痛，寒热癥瘕无子生。

【译文】

乌贼鱼骨，性温，味咸。治疗闭经，月经不调，赤白带下，阴道溃烂肿痛，寒性或热性癥瘕，不孕。

【解读】

乌贼鱼骨，《神农本草经》列为中品，又名海螵蛸。《中国药典》载海螵蛸咸、涩，温；归脾、肾经；收敛止血，涩精止带，制酸止痛，收湿敛疮；用于吐血衄血，崩漏便血，遗精滑精，赤白带下，胃痛吞酸，外治损伤出血、湿疹湿疮、溃疡不敛；外用适量，研末敷患处。《素问》曰："以四乌贼骨一蘆茹二物并合之，丸以雀卵，大如小豆，以五丸为后饭，饮以鲍鱼汁，利肠中及伤肝也。"治女子血枯经闭，月事衰少不来。张锡纯言："海螵蛸为乌贼鱼骨，其鱼常口中吐墨，水为之黑，故能补益肾经，而助其闭藏之用。"故乌贼骨可通可涩，善藏精以敛新血，善通脉而破瘀血。然今之临床多以海螵蛸收敛止血也，为崩漏、肠胃出血常用。海螵蛸中的甲壳素、壳聚糖等可以通过激活凝血因子、活化血小板、促进血小板的聚集等发挥止血作用。海螵蛸味咸，具有碱性，临床以制酸止痛之功治疗胃酸过多等，也有用于治疗消化性溃疡者。

秦 皮

【原文】

秦皮苦寒除热喜，风寒湿痹寒（气）洗洗。青翳白膜散目中，久服轻身头青许。

【译文】

秦皮，性寒，味苦。治疗热病，风寒湿痹，恶寒表现出的瑟瑟发抖的状态，青盲翳，目中白膜。长期服用轻身，头发青黑。

【解读】

秦皮，《神农本草经》列为中品。《中国药典》载秦皮苦、涩，寒；归肝、胆、大肠经；清热燥湿，收涩止痢，止带，明目；用于湿热泻痢，赤白带下，目赤肿痛，目生翳膜。秦皮水在阳光下有蓝色荧光，可供鉴别。民间有曰"见水蓝"者，考其名为三叶梣，与秦皮功用相似。秦皮具有香豆素、木脂素类、裂环烯醚萜类、苯乙醇苷类、黄酮类、酚酸类及三萜类等成分，具有抗菌、抗炎、抗氧化、利尿、抗高尿酸血症、抗肿瘤等作用。

薤 白

【原文】

薤白味苦辛温滑，主治金疮疮败佳。不饥耐老轻身体，生阳上升胸痹加。

【译文】

薤白，性温，味苦、辛。主治跌打损伤、外伤溃烂不愈，能使人不易饥饿，轻身，延缓衰老，又能温阳行气，治胸痹。

【解读】

薤白，《神农本草经》列为中品，民间称野葱，做泡菜用。《中国药典》载薤白辛、苦，温；归心、肺、胃、大肠经；通阳散结，行气导滞；用于胸痹心痛，脘腹痞满胀痛，泻痢后重。《金匮要略》载瓜蒌薤白白酒汤，为治胸痹的基础方，以胸痛、喘息短气、舌苔白腻、脉弦紧为辨证要点，临床多加减用之。柯仪宇名老中医在外感咳嗽胸闷患者中常加薤白。薤白含有皂苷类、挥发油类、黄酮类、苯丙素类、多糖类、生物碱类等成分，具有治疗心血管相关疾病、降血糖、抗肿瘤、抗氧化、抗血小板聚集等作用。

海　藻

【原文】

海藻咸寒苦味浓，瘿瘤结气癥（瘕）坚（气）镕。散颈（下硬）核痛痈肿去，水肿腹鸣治遍通。

【译文】

海藻，性寒，味咸、苦。主治瘿瘤、结气、癥瘕、坚积、颈下肿物、痈肿，能治水肿、肠鸣，具有调理胃肠气机和消除水肿的作用。

【解读】

海藻，《神农本草经》列为中品。《中国药典》载海藻苦、咸，寒；归肝、胃、肾经；消痰软坚散结，利水消肿；用于瘿瘤，瘰疬，睾丸肿痛，痰饮水肿；不宜与甘草同用。《严氏济生方》曰："夫瘿瘤者，多由喜怒不节，忧思过度，而成斯疾焉。"《外科正宗》海藻玉壶汤用海藻、昆布、半夏、贝母、陈皮、青皮、川芎、当归、连翘、甘草、独活、海带等化痰软坚消瘿。今有中成药五海瘿瘤丸用于瘿瘤、瘰疬、乳中结核等证。张绍峰老中医常将海藻、甘草同用治疗甲亢、甲状腺肿瘤等。柯仪宇名老中医在乳腺病治疗时常将海藻与昆布配伍。

白头翁

【原文】

白头翁性苦温奇[①]，温疟狂易，寒热宜。瘿气逐血腹痛止，癥瘕积聚金疮施。

【词解】

①奇：原作"奇"。

【译文】

白头翁，性温，味苦。主治温疟，发狂，发冷发热，瘿瘤，血瘀腹痛，癥瘕，积聚，金刃外伤。

【解读】

白头翁，《神农本草经》列为下品。《中国药典》载白头翁苦，寒；归胃、大肠经；清热解毒，凉血止痢；用于热毒血痢，阴痒带下。周文瑞主任医师治皮肤病常用白头翁汤。白头翁具有三萜皂苷类、三萜酸类、香豆素、木脂素类、脂肪酸类等成分，具有抗肿瘤、抗病毒、抗炎、抗阴道毛滴虫、抑菌、杀精、抗氧化、抗诱变、保肝、增强免疫及影响细胞增殖和凋亡等作用。

虻 虫

【原文】

虻虫有毒气苦寒，通利血脉九窍穿。血瘀血积坚痞破，癥瘕寒热见必安。

【译文】

虻虫，有毒，性寒，味苦。能疏通血脉、通利九窍、破血逐瘀，治疗瘀血、积聚、坚痞、癥瘕、寒热不休。

【解读】

虻虫，《神农本草经》载木虻、蜚虻，列为中品。《中华本草》认为虻虫为虻科虻属动物华虻及其同属多种昆虫和黄虻属双斑黄虻的雌性全体。虻虫味苦，微咸，性凉，有毒；归肝经；破血通经，逐瘀消癥；主血瘀经闭，产后恶露不尽，干血痨，少腹蓄血，癥瘕积块，跌打伤痛，痈肿，喉痹；气血虚者、孕妇及月经期者均禁服。

甘　遂

【原文】

甘遂苦寒留（饮）宿（食）去，大腹疝瘕腹满剂。癥坚积聚面（目）肿浮，水谷之道皆能利。

【译文】

甘遂，性寒，味苦。治疗饮食停滞、疝瘕、腹胀、癥瘕、积聚、面目浮肿，能通利二便。

【解读】

甘遂，《神农本草经》列为下品。《中国药典》载甘遂苦，寒，有毒；归肺、肾、大肠经；泻水逐饮，消肿散结；用于水肿胀满，胸腹积水，痰饮积聚，气逆咳喘，二便不利，风痰癫痫，痈肿疮毒；炮制后多入丸散用；外用适量，生用；孕妇禁用；不宜与甘草同用。现代研究认为甘草与甘遂同用的毒副作用与甘草的剂量有关。甘遂，为毒性药品，常醋炙用。周文瑞主任医师在一些顽固性皮肤病中常用醋甘遂。三伏贴所用方剂，大多含有甘遂。甘遂含有三萜类、二萜类、甾体类、有机酸类等成分，能治疗重症胰腺炎、晚期肝硬化腹水、肠梗阻等疾病，同时还具有利尿作用，在恶性疾病的治疗中也有显著的疗效。

知识拓展

三伏贴：三伏贴是一种根据中医"冬病夏治"理论，利用夏季高温环境，通过特定中药配方贴敷于人体穴位，以达到温阳散寒、疏通经络、调和气血的效果，用于防病、治病的一种穴位贴敷疗法。三伏贴主要适用于反复发作的慢性呼吸系统疾病，也可用于以反复发作、冬季加重为临床特点，中医辨证为寒证的其他疾病的预防和治疗。按照国家中医药管理局《关于加强对冬病夏治穴位贴敷技术应用管理的通知》要求，三伏贴必须在医疗机构内开展，保健场所、美容院等非医疗机构不得开展三伏贴服务。除此之外，还有"三九贴"。

大 戟

【原文】

大戟有毒苦寒性，蛊毒十二水去尽。腹满急痛积聚平，中风（皮）肤疼（痛）吐逆顺。

【译文】

大戟，有毒，性寒，味苦。治疗蛊毒、水肿、腹部胀满紧痛、积聚、风水所致的皮肤疼痛。在服药后，有时会出现呕吐。

【解读】

大戟，《神农本草经》列为下品。《中国药典》载红大戟苦，寒，有小毒；归肺、脾、肾经；泻水逐饮，消肿散结；用于水肿胀满，胸腹积水，痰饮积聚，气逆咳喘，二便不利，痈肿疮毒，瘰疬痰核；入丸散服，每次1g，内服醋制用；外用适量，生用。《中国药典》载京大戟苦，寒，有毒；归肺、脾、肾经；泻水逐饮，消肿散结；用于水肿胀满，胸腹积水，痰饮积聚，气逆咳喘，二便不利，痈肿疮毒，瘰疬痰核；入丸散服，每次1g，内服醋制用；外用适量，生用；孕妇禁用；不宜与甘草同用。京大戟泻水逐饮力胜，红大戟消肿散结力强。临床认为大戟的毒性比甘遂更强，为毒性药品。京大戟含萜类、鞣质类、酚酸类、黄酮类等成分，具有抗肿瘤、泻下、抗炎、抗白血病等作有，同时兼具毒性。红大戟含萜类、蒽醌类等成分，药理作用研究较少。

蜀　漆

【原文】

蜀漆辛平治腹（中）坚（癥），咳逆寒热及疟贤。痞结积聚邪气散，蛊毒鬼疰效若丹。

【译文】

蜀漆，性平，味辛。治疗腹中巨大的包块，咳嗽气喘，寒热疟疾，痞结，积聚，邪气，蛊毒，鬼疰。

【解读】

蜀漆，《神农本草经》列为下品，为常山（黄常山）的苗叶。常山为根，蜀漆为嫩枝叶。蜀漆涌吐力强，清热疟力弱。"无痰不成疟"，蜀漆化痰，故治"咳逆寒热及疟贤"。张仲景有桂枝去芍药加蜀漆牡蛎龙骨救逆汤、蜀漆散、牡蛎泽泻散三方。

莪① 花

【原文】

莪花苦寒治伤寒，治疟下（十二）水破积（聚）专。荡涤（胸中）留澼大（坚）癥（瘕）验，（饮）食（寒）热邪气水道穿。

【词解】

①莪：读 ráo。

【译文】

莪花，性寒，味苦。治疗伤寒、疟疾、癥瘕、水肿、积聚，能荡涤胸中久留不去而坚硬的癥瘕、肠胃中的饮食、致病的寒热邪气，并通利小便。

【解读】

莞花，《神农本草经》列为下品，临床少用。《千金要方》干枣汤治肿及支满癖饮，用芫花、莞花、甘草、大戟、甘遂、大黄、黄芩、大枣等，现代研究认为莞花含有黄酮类、木脂素、香豆素、甾醇等成分，有显著的抗肿瘤作用。

芫　花

【原文】

芫花辛温治喉鸣，（喘）咳逆短气咽肿轻。蛊毒鬼疟疝瘕效，杀鱼虫及痈肿钦。

【译文】

芫花，性温，味辛。治疗喉中有哮喘声、咳嗽气喘、呼吸困难、咽喉肿痛、蛊毒、鬼疟、疝瘕，能杀虫鱼，治疮疡红肿。

【解读】

芫花，《神农本草经》列为下品。《中国药典》载芫花苦、辛，温，有毒；归肺、脾、肾经，泻水逐饮，外用杀虫疗疮；用于水肿胀满，胸腹积水，痰饮积聚，气逆咳喘，二便不利，外治疥癣秃疮、痈肿、冻疮；醋芫花研末吞服，一次 0.6～0.9 g，一日 1 次；外用适量；孕妇禁用；不宜与甘草同用。芫花具有祛痰化饮的作用，治疗气管炎、胸膜炎等效果显著，如十枣汤。民间有用芫花来毒鱼者。芫花为毒性药品，常炙后使用。芫花含有黄酮类、苯丙素类、萜类等活性成分，具有抗炎、止痛、抗白血病、抗肿瘤、妊娠中期引产、杀虫和保护神经等作用。

商　陆

【原文】

商陆气味本平辛，水肿消灭疝瘕升。熨痹开胻痈肿除，杀鬼精物至绝根。

【译文】

商陆，性平，味辛。治疗水肿、疝瘕，外用治疗痹症、痈肿，可以消除严重、怪异的邪气。

【解读】

商陆，《神农本草经》列为下品。商陆有毒，为毒性药品，内服应醋炙。《中国药典》载商陆苦，寒，有毒；归肺、脾、肾、大肠经；逐水消肿，通利二便，外用解毒散结；用于水肿胀满，二便不通，外治痈肿疮毒；外用适量，煎汤熏洗；孕妇禁用。商陆中毒应催吐、洗胃、输液、利尿排毒。商陆含有三萜皂苷类、多糖类、黄酮类和酚酸类等成分，具有利尿、调节免疫、抗菌、抗病毒、抗炎、祛痰等作用，多用于治疗乙型肝炎、银屑病、过敏性紫癜等疾病，急性中毒主要表现为不同程度的交感神经兴奋和胃肠道刺激症状。

瓜　蒂

【原文】

瓜蒂苦寒治大水，身面肢肿下水美。食（诸）果病（在胸）腹（中）吐下之，咳逆上气蛊毒贵。

【译文】

瓜蒂，性寒，味苦。治疗水肿，如身肿、面肿、肢肿，能涌吐腹中食积，止咳嗽气逆，杀蛊毒。

【解读】

瓜蒂，《神农本草经》云苦瓠（hù），列为下品。《伤寒论》载瓜蒂散，"病如桂枝证，头不痛，项不强，寸脉微浮，胸中痞硬，气上冲喉咽不得息者，此为胸有寒也，当吐之，宜瓜蒂散。用瓜蒂一分（熬黄），赤小豆一分，右二味，各别捣筛为散已，合治之。"《千金方衍义》曰："瓜蒂之苦寒，以吐胸中寒实，兼赤小豆之甘酸，以清利心包余热，所谓酸苦涌泄为阴也。"故瓜蒂散为涌吐代表方剂。目前，瓜蒂散主要用于头痛、慢性乙型肝炎、肝硬化、中毒、酒精依赖症等的治疗。

梓白皮

【原文】

梓白苦寒去三虫，主治热毒一并松。

【译文】

梓白皮，性寒，味苦。能祛除多种寄生虫，主治热毒证。

【解读】

梓白皮，《神农本草经》列为下品。对于中药梓白皮基原品种的认定，分歧主要集中在紫葳科梓或楸，侯真真等考证出梓白皮的基原品种应为紫葳科梓，用药部位应为去除外栓皮的枝皮或干皮。梓树叶，清热泻火，解毒消疮，民间用来喂猪，可预防猪瘟，令猪肥壮。《伤寒论》载麻黄连轺赤小豆汤，麻黄二两，生姜二两，甘草二两，大枣十二枚，生梓白皮一升，杏仁四十个，连轺二两，赤小豆一升。现多用桑白皮代替梓白皮。

巴　豆

【原文】

巴豆辛温治寒伤，温疟寒热皆并康。癥瘕结聚坚积效。留饮痰澼大腹尝，荡练五脏并六腑，鬼毒虫疰邪物戕，利水谷道开闭塞，杀鱼虫及斩关强。

【译文】

巴豆，性温，味辛。治疗伤寒、温疟寒热往来、癥瘕、积聚、坚积、水肿、痰饮、腹胀，能荡涤五脏六腑，祛除鬼邪、蛊毒，通利二便，开通闭塞，杀死虫鱼。

【解读】

巴豆，《神农本草经》列为下品。《中国药典》载巴豆辛，热，有大毒；归胃、大肠经；外用蚀疮；用于恶疮疥癣，疣痣；外用适量，研末涂患处，或捣烂以纱布包擦患处。巴豆常制霜用，《中国药典》载巴豆霜辛，热，有大毒；归胃、大肠经；峻下冷积，逐水退肿，豁痰利咽，外用蚀疮；用于寒积便秘，乳食停滞，腹水膨胀，二便不通，喉风，喉痹，外治痈肿脓成不溃、疥癣恶疮、疣痣；多入丸散用；外用适量；孕妇禁用；不宜与牵牛子同用。巴豆峻下积滞和攻逐水饮作用强，体虚者慎用。《日华子本草》曰："通宣一切病，泄壅滞，除风补劳，健脾开胃，消痰破血，排脓消肿毒，杀腹藏虫。治恶疮息肉及疥癞疔肿。"值得挖掘。巴豆含有挥发油类、二萜类、有机酸类、蛋白质、生物碱类、甾醇及微量元素等成分，具有抗菌、泻下、抗肿瘤、抗病原微生物、止痛等作用。

黄　丹

【原文】

铅丹辛寒治吐逆，反味①惊痫与癫疾。除热下气炼还光，久服通神功甚烈。

【词解】

①味：当作"胃"。《药性要略大全》曰："主反胃吐逆，除疟，通神明，止惊悸癫痫狂走，疗金疮溢血，生肌止痛。"

【译文】

铅丹，性寒，味辛。治疗呕吐、反胃、惊风、痫证、癫疾，能清热、降气，铅丹高温炼化后变为光亮的黑铅。长期服用，能通神，功效强烈。

【解读】

黄丹，即铅丹，《神农本草经》列为下品。《天津市中药饮片炮制规范》（2018年版）载铅丹辛，寒，有毒；归心、肝经；解毒，生肌，收湿敛疮，坠痰镇惊；用于痈疽、疮疡、金疮出血、烫火灼伤、惊痫癫狂、疟疾、痢疾、吐逆反胃；外用适量，研末撒、调敷或熬膏；虚寒吐逆忌服。《河南省中药饮片炮制规范》（2022 年版）也有收载。黄丹主要成分为四氧化三铅，以粉细、光滑、无粗糙感、入水即沉、不起漂浮物者为佳。中医外科常外用。

水　蛭

【原文】

水蛭寒苦平之性，恶血瘀血月闭任。血癥①积聚无子加，利水道将积热定。

【词解】

①血癥：瘀血聚积所生的有形肿块。《杂病源流犀烛》曰："其有脏腑虚弱，寒热失节，或风冷内停，饮食不化，周身运行之血气，适与相值，结而生块，或因跌仆，或因闪挫，气凝而血亦随结，经络壅瘀，血且不散成块，心腹肢胁间苦痛，渐至羸瘦，妨于饮食，此之谓血癥。"

【译文】

水蛭，性平、寒，味苦。能祛除体内的死血、瘀血，治疗闭经、血癥、积聚、不孕不育，可通利水道，除积热。

【解读】

水蛭，《神农本草经》列为下品。《中国药典》载水蛭咸、苦，平，有小毒；归肝经；破血通经，逐瘀消癥；用于血瘀经闭，癥瘕痞块，中风偏瘫，跌扑损伤；孕妇禁用。水蛭以活血为著，如抵当汤、大黄蟅虫丸。柯仪宇名老中医治女性不孕，常加水蛭 6 g 入汤剂中煎服，治一切瘀阻冲任。临床也可用于男性不育、精液不液化。水蛭，常用滑石粉炒，以矫正气味，降低毒性，然滑石粉常粘在水蛭上，增加了水蛭的重量，不妨用清炒。临床也有水蛭研末冲服者，然气味太过，胃肠反应较大。水蛭用于心脑血管疾病者也颇多，如中成药脑血康口服液、芪蛭胶囊、脉血康胶囊等；另有芪蛭益肾胶囊，益气养阴，化瘀通络，用于早期糖尿病肾病气阴两虚证，症见倦怠乏力、口干咽燥、五心烦热、食少纳呆、面色无华、肢体麻木；舌质淡，或舌质暗红或有瘀斑、瘀点，或少苔；脉细或细涩。水蛭主要有蛋白多肽类、蝶啶类、类脂类等成分，具有抗凝血、抗血栓、抗动脉粥样硬化、抗肿瘤、抗炎、抗纤维化等作用。

【原文】

还有饴糖、粳米、淡豆豉、猪肤、苦酒、鸡子、童便、猪胆、白蜜、淡竹叶，诸品未齐，以《本草三注》无此诸品，俟考录入。

【译文】

另外还有饴糖、粳米、淡豆豉、猪肤、苦酒、鸡子、童便、猪胆、白蜜、淡竹叶等品种，因《本草三家合注》未收载，这里给予录入，供参考。

【解读】

除淡豆豉、淡竹叶、猪胆《中国药典》有收载外，饴糖、粳米、猪肤、苦酒、鸡子、童便、白蜜《中国药典》均未收载。

《中国药典》载淡豆豉苦、辛，凉；归肺、胃经；解表，除烦，宣发郁热；用于感冒，寒热头痛，烦躁胸闷，虚烦不眠。《名医别录》曰："主伤寒头痛寒热，瘴气恶毒，烦躁满闷，虚劳喘吸，两脚疼冷。"淡豆豉治疗感冒初起，如葱豉汤；治虚烦不眠，如栀子豉汤。淡豆豉由黑豆、桑叶、青蒿复合炮制而成，周文瑞主任医师常用此药，如栀子豉汤、栀子生姜豉汤。药用淡豆豉与食用豆豉不同。

《中国药典》载淡竹叶甘、淡，寒；归心、胃、小肠经；清热泻火，除烦止渴，利尿通淋；用于热病烦渴，小便短赤涩痛，口舌生疮。《伤寒论》竹叶石膏汤治伤寒、温病、暑病之后余热未清、气津两伤证。淡竹叶含有黄酮类、三萜类、挥发油类、酚酸类、多糖类、氨基酸和微量元素等成分，具有抗菌、抗氧化、保肝、收缩血管、抗病毒、降血脂、保护心肌等作用。

《中国药典》载猪胆苦，寒；归肝、胆、肺、大肠经；清热润燥，止咳平喘，解毒；用于顿咳，哮喘，热病燥渴，目赤，喉痹，黄疸，泄泻，痢疾，便秘，痈疮肿毒。民间有白酒送服猪胆汁治哮喘咳嗽者。

《河南省中药饮片炮制规范》（2022年版）载饴糖甘，温；归脾、胃、肺经；缓中止痛，益气补虚，生津润燥；用于劳倦伤脾，里急腹痛，肺燥咳嗽，吐血，口渴，咽痛，便秘。主治中焦虚寒之虚劳里急证，如小建中汤，由桂枝汤倍芍药加饴糖而成，以饴糖为君药，益阴润燥，温中补虚，缓急止痛，今有小建中合剂。饴糖，凉山州称"叮叮糖"，出售时商贩会用小锤子"叮叮当当"的敲成小块。民间称"麻汤"，多为传统手工做成。

《安徽省中药饮片炮制规范》（2019 年版）载粳米甘，平；归脾、胃经；温中益气；用于补气和胃，长肌肉，壮筋骨，益肠胃。《神农本草经疏》曰："粳米即人所常食米……为五谷之长，人相赖以为命者也……其味甘而淡，其性平而无毒，虽专主脾胃，而五脏生气，血脉精髓，因之以充溢周身，筋骨肌肉皮肤，因之而强健。《本经》益气，止烦，止泄，特其余事耳。"药房不备，患者自加。桂枝汤后，"服已须臾，啜热稀粥"，借粳米之谷气助药力。在实际生活中，感冒初期，也可吃粳米粥一碗，妙不可言。

猪肤，甘，凉；归肾、肺经；清热养阴，利咽，止血；用于少阳客热下痢，咽痛，吐血，衄血，月经不调，崩漏。《伤寒论》载猪肤汤。猪肤熬膏服用可清热解暑。

苦酒，又名"米醋"，酸、甘、微苦，微温；入肝、脾、胃、大肠经；清热利咽，利湿退黄，消肿敛疮。

鸡子，鸡的卵，甘，平；归肺、脾、胃经；滋阴润燥、养血安胎；用于热病烦闷，燥咳声哑，目赤咽痛，胎动不安，产后口渴，小儿疳痢，疟疾，烫伤，皮肤瘙痒，虚人羸弱。 鸡子白，甘、凉；归肺、脾经；润肺利咽、清热解毒。鸡子黄，甘、平；归心、肾、脾经；滋阴润燥、养血息风。鸡子壳，淡、平；归胃、肾经；制酸、止痛、壮骨、明目。凤凰衣，即蛋壳内的卵膜，甘、淡，平；归脾、胃、肺经；养阴清肺、敛疮、消翳、接骨。鸡子黄油，又名蛋黄油，甘、平；归脾经；消肿解毒、敛疮生肌。蛋黄油可自制，将鸡蛋煮熟去壳，取蛋黄放入不粘锅内，用文火翻炒直至炒出油为止，过滤放冷即得，治疗湿疹效果极佳。

童便，临床多不用。

白蜜，即结晶或沉淀后颜色呈白色的蜂蜜，蜂蜜放置后底部逐渐会出现白蜜，白蜜功效同蜂蜜。

主要参考文献

［1］李灿东，方朝义．中医诊断学［M］．北京：中国中医药出版社，2021．

［2］姚梅龄．临证脉学十六讲［M］．2 版．北京：人民卫生出版社，2018．

［3］王永鸿，周成华．中华国学千问［M］．西安：三秦出版社，2012．

［4］陈晶，程海波．中医学基础［M］．北京：中国中医药出版社，2021．

［5］石强．中医四诊技能实训［M］．北京：中国中医药出版社，2018．

［6］朱清林．朱氏脉诀［M］．3 版．郑州：河南科学技术出版社，2017．

［7］徐培平．脉诊——从初学到提高［M］．2 版．北京：人民卫生出版社，2024．

［8］沈澍农．新编仲景全书［M］．上海：上海科学技术出版社，2024．

［9］陈明．六经"开、阖、枢"解读［J］．北京中医药大学学报，2021，44（9）：789-795．

［10］梁华龙．伤寒论钩沉与正误［M］．北京：中国中医药出版社，2016．

［11］时振声．时门医述：伤寒温病融会贯通［M］．北京：中国中医药出版社，2016．

［12］柯琴．伤寒来苏集［M］．赵鸣芳，方令，校注．上海：上海科学技术出版社，2021．

［13］吕志杰．伤寒杂病论研究大成［M］．2 版．北京：中国医药科技出版社，2018．

［14］傅延龄．伤寒论研究大辞典（新修）［M］．北京：中国中医药出版社，2017．

［15］徐凤凯，曹灵勇．六经病主脉探析［J］．中华中医药杂志，2015，30（6）：1868-1870．

［16］叶铁林，刘雪妮，史传奎．桂枝汤药理作用研究进展［J］．药物评价研究，2022，45
（2）：390-396．

［17］王卓，庞志勇，王成申．桂黄清热颗粒辅助治疗老年慢阻肺急性加重（痰热肺证）疗效观
察［J］．实用中西医结合临床，2022，22（10）：16-19．

［18］赵世同，王梓淞，王佳，等．大柴胡汤现代文献可视化研究及其临床配伍分析［J］．中国
临床研究，2023，36（5）：704-709．

［19］汤鑫森，崔悦，朱鹤云，等．小柴胡汤化学成分与药理作用的研究进展［J］．吉林医药学
院学报，2022，43（3）：213-215．

［20］王明新.甘草干姜汤的研究进展［J］.中国中医药现代远程教育，2017，15（21）：152-154.

［21］魏江存，陈勇，谢臻，等.大承气汤的药理作用研究概况［J］.中国民族民间医药，2017，26（21）：70-72，74.

［22］袁颢宸，劳秋荣，王宁.茵陈蒿汤的药理作用及临床应用［J］.河南中医，2023，43（7）：984-991.

［23］汪云伟，王兴灵，何娅，等.附子理中汤（丸）药理作用与临床应用研究进展［J］.中药与临床，2022，13（4）：71-76.

［24］冯秋荣，李必坚，杨西晓.四逆汤的现代药理及作用机制研究进展［J］.中西医结合心脑血管病杂志，2014，12（2）：239-240.

［25］张晁磊，张志明，朱鹏，等.麻黄附子细辛汤的化学成分及药理作用研究进展［J］.现代中西医结合杂志，2023，32（9）：1304-1308.

［26］贺梦媛，丛竹凤，王升光，等.真武汤化学成分、药理作用、临床应用的研究进展及质量标志物的预测分析［J］.中华中医药学刊，2022，40（2）：56-62.

［27］蒋谦.基于网络药理学探讨白通汤干预寒哮的临床疗效及作用机制［D］.济南：山东中医药大学，2023.

［28］贾子尧，林瑞超，马志强，等.四逆散药理作用和临床应用文献研究［J］.辽宁中医药大学学报，2017，19（6）：159-162.

［29］杜杨，沈莉.黄连阿胶汤临床及药理研究进展［J］.现代中西医结合杂志，2019，28（17）：1922-1924，1928.

［30］王霞，任俊玲，孙玉然，等.当归四逆汤药理作用与临床应用研究进展［J］.中国药业，2022，31（13）：123-127.

［31］海青山，郑梅.炙甘草汤临床应用及研究进展［J］.中医药导报，2006，12（10）：77-78，92.

［32］王秀芳，牛鑫，姚娓.乌梅丸现代临床运用和药理研究进展［J］.辽宁中医药大学学报，2023，25（3）：136-141.

［33］国家药典委员会.中华人民共和国药典［S］.北京：中国医药科技出版社，2020.

［34］徐宗裔.《伤寒论》汗法十一则浅析［J］.江苏中医，2000，32（1）：34-35.

［35］丁世幸.《伤寒论》清法评述［J］.实用中医药杂志，2005，21（4）：238.

［36］杨梅.《伤寒论》和法的简述［J］.医药前沿，2013，3（27）：336-337.

［37］张树生，马长武.神农本草经贯通［M］.北京：中国医药科技出版社，1997.

［38］叶显纯，叶明柱.神农本草经临证发微［M］.北京：人民卫生出版社，2020.

［39］王子寿，薛红.神农本草经［M］.成都：四川科学技术出版社，2008.

［40］张登本.全注全译神农本草经［M］.北京：新世界出版社，2009.

［41］宋永刚.神农本草经讲读［M］.北京：中国中医药出版社，2018.

［42］石恩骏.《神农本草经》发微［M］.北京：人民卫生出版社，2017.

［43］祝之友.神农本草经药物解读——从形味性效到临床（1-7）［M］.北京：人民卫生出版
社，2017-2024.

［44］郝文立，穆超超，赵志恒，等.《神农本草经》治"死肌"用药规律探析［J］.天津药学，
2017，29（1）：49-51，78.

［45］郑晓倩，金传山，张亚中，等.黄精九蒸九晒炮制过程中糖类成分动态变化［J］.中成药，
2020，42（7）：1837-1841.

［46］张渝渝，魏江平，谭春斌，等.天冬化学成分和药理作用的研究进展及其质量标志物的预
测分析［J］.中国野生植物资源，2023，42（9）：70-80.

［47］范明明，张嘉裕，张湘龙，等.麦冬的化学成分和药理作用研究进展［J］.中医药信息，
2020，37（4）：130-134.

［48］张瑜，张红，李宁，等.细辛化学成分和药理作用的研究进展及其质量标志物的预测分析［J］.
天然产物研究与开发，2023，35（10）：1794-1807.

［49］常潞，荆文光，程显隆，等.防风化学成分、药理作用研究进展及质量标志物预测分析［J］.
中国现代中药，2022，24（10）：2026-2039.

［50］代琪，叶臻，叶俏波，等.续断来源考证、化学成分及药理作用综述［J］.中国药物评价，
2020，37（6）：432-436.

［51］吴萍，黎跃成，张美，等.雷波县药用植物资源调查［J］.安徽农业科学，2015，43
（15）：66-68.

［52］尚凤琴.怀牛膝与川牛膝功能活性成分的比较研究［D］.中国科学院研究生院（武汉植物
园），2016.

［53］周妍妍，周晓洁，闫博文，等.巴戟天化学成分及药理作用研究进展［J］.辽宁中医药大
学学报，2021，23（10）：1-5.

［54］陶泽鑫，陆宁姝，吴晓倩，等.石斛的化学成分及药理作用研究进展［J］.药学研究，
2021，40（1）：44-51，70.

［55］刘珊珊，郭杰，李宗艾，等.泽泻化学成分及药理作用研究进展［J］.中国中药杂志，
2020，45（7）：1578-1595.

［56］章力建，王道龙，刘若帆．中医农业：理论初探与生产实践［M］．北京：中国农业科学技术出版社，2018.

［57］韦柳溢，郝二伟，侯小涛，等．薏苡附子败酱散的临床应用与药理作用研究进展［J］．中国中药杂志，2023，48（18）：4893-4901.

［58］黄明珠，王景龙，崔晓萍，等．菟丝子的药理作用研究进展［J］．安徽中医药大学学报，2023，42（5）：101-104.

［59］孟庆龙，崔文玉，刘雅婧，等．玉竹的化学成分及药理作用研究进展［J］．上海中医药杂志，2020，54（9）：93-98.

［60］刘大伟，康利平，马百平．远志化学及药理作用研究进展［J］．国际药学研究杂志，2012，39（1）：32-36，44.

［61］马建福，王豆，李涛，等．天麻及其有效成分对神经系统疾病的药理作用研究进展［J］．中华中医药学刊，2023，41（1）：127-132.

［62］中医中药中国行组委会．走进中医：领略中医药文化的无穷魅力（文图版）［M］．北京：中国中医药出版社，2018.

［63］梁煜，赵远红．升麻的功效及药理作用研究进展［J］．河南中医，2021，41（3）：474-477.

［64］杨飞霞，赵磊，夏鹏飞，等．龙胆苦苷药理作用及衍生物的合成研究状况［J］．中国临床药理学杂志，2023，39（12）：1805-1809.

［65］王烨燃，赵宇平，马晓晶，等．浅析中医药文化的核心内涵［J］．中医杂志，2017，58（12）：991-995.

［66］张其成．中医药文化核心价值"仁、和、精、诚"四字的内涵［J］．中医杂志，2018，59（22）：1895-1900.

［67］喻灿，崔金涛，周勇，等．1例服食芫蔚子粉后横纹肌溶解的罕见病例分析［J］．中国中医急症，2020，29（1）：162-164.

［68］舒朋华，罗跃辉，刘婉蓉，等．芫蔚子化学成分与药理作用的研究进展［J］．中华中医药学刊，2022，40（7）：39-43.

［69］李海峰，肖凌云，张菊，等．茜草化学成分及其药理作用研究进展［J］．中药材，2016，39（6）：1433-1436.

［70］四川省食品药品监督管理局．四川省中药饮片炮制规范（2015年版）［M］．成都：四川科学技术出版社，2016.

［71］路平，史汶龙，杨思雨，等．茯苓化学成分及药理作用研究进展［J］.中成药，2024，46
　　　（4）：1246–1254.

［72］王天媛，张飞飞，任跃英，等.猪苓化学成分及药理作用研究进展［J］.上海中医药杂志，
　　　2017，51（4）：109–112.

［73］毛景欣，王国伟，易墁，等.川木香化学成分及药理作用研究进展［J］.中草药，2017，
　　　48（22）：4797–4803.

［74］张敏，梁凤妮，孙延文，等.杜仲化学成分、药理作用和临床应用研究进展［J］.中草药，
　　　2023，54（14）：4740–4761.

［75］杨锡仓，姜文熙.中药师实用传统技术［M］.兰州：兰州大学出版社，2002.

［76］陆希，林翠英，张维琦，等.桑寄生族植物化学成分及药理作用研究进展［J］.中国实验
　　　方剂学杂志，2023，29（12）：209–221.

［77］马云桐，赵军宁，彭成.四川矿物药图鉴［M］.成都：四川科学技术出版社，2023.

［78］周岚，韩洁茹，姜德友.关格源流探析［J］.中国中医急症，2022，31（6）：1089–1091.

［79］孙凤娇，李振麟，钱士辉，等.干姜化学成分和药理作用研究进展［J］.中国野生植物资
　　　源，2015，34（3）：34–37.

［80］刘英男，牛凤菊，辛义周，等.荆芥的化学成分、药理作用及临床应用研究进展［J］.中
　　　国药房，2020，31（11）：1397–1402.

［81］张静.葛根素防治妊娠期糖尿病的作用机制研究进展［J］.现代药物与临床，2023，38
　　　（7）：1811–1816.

［82］卢芳，于卉，张宁，等.玄参保护心血管系统的药理作用研究进展［J］.中国药房，
　　　2016，27（22）：3148–3150.

［83］王蓉，马腾茂，刘飞，等.防己的药理作用及临床应用研究进展［J］.中国中药杂志，
　　　2017，42（4）：634–639.

［84］时圣明，袁永兵，兰新新，等.狗脊的化学成分及药理作用研究进展［J］.药物评价研究，
　　　2016，39（3）：489–492.

［85］聂安政，林志健，王雨，等.秦艽化学成分及药理作用研究进展［J］.中草药，2017，48
　　　（3）：597–608.

［86］范玲，王鑫，朱晓静，等.紫菀化学成分及药理作用研究进展［J］.吉林中医药，2019，
　　　39（2）：269–273.

［87］翁丽丽，陈丽，宿莹，等.知母化学成分和药理作用［J］.吉林中医药，2018，38（1）：
　　　90–92.

［88］陈琪，何祥玉，周曼佳，等．白芍的化学成分、药理作用和临床应用研究进展［J］．临床医学研究与实践，2021，6（11）：187-189.

［89］吴玲芳，王子墨，赫柯芊，等．赤芍的化学成分和药理作用研究概况［J］．中国实验方剂学杂志，2021，27（18）：198-206.

［90］朱新景，张凡，王星星，等．浮萍的药理作用研究进展［J］．中医药导报，2020，26（14）：29-33.

［91］林鑫，李成义，贾妙婷，等．款冬花化学成分和药理作用研究进展及其质量标志物预测分析［J］．中华中医药学刊，2023，41（5）：131-140.

［92］张晓娟，左冬冬，胡妮娜，等．厚朴的化学成分及药理作用研究进展［J］．中医药信息，2023，40（2）：85-89.

［93］杨思雨，史汶龙，路平，等．枳实化学成分及药理作用研究进展［J］．中成药，2023，45（7）：2292-2299.

［94］杨亚浩，王瑞，钱程程，等．乌梅化学成分、药理作用研究进展及质量标志物预测［J］．中成药，2023，45（5）：1583-1588.

［95］金若敏，陈长勋，范广平，等．犀角与水牛角药理作用的研究［J］．中成药，1997，19（7）：33-34.

［96］罗庆东，姜德友．鳖甲煎丸的临床研究与进展［J］．齐齐哈尔医学院学报，2012，33（6）：764-766.

［97］姜秋，王玲娜，刘燕，等．僵蚕的炮制历史沿革、化学成分及药理作用研究进展［J］．中国中药杂志，2023，48（12）：3269-3280.

［98］赵子佳，周桂荣，王玉，等．蝉蜕的化学成分及药理作用研究［J］．吉林中医药，2017，37（5）：491-493.

［99］余阳．附子炮制机理及质量控制研究［D］．上海：中国科学院大学（中国科学院上海药物研究所），2022.

［100］胡麟，陈志敏，余凌英，等．"川派"中药炮制技术的历史沿革与特色传承［J］．亚太传统医药，2021，17（6）：165-168.

［101］牛峥，马丽萍，姚铁，等．旋覆花化学成分及药理作用研究进展［J］．药物评价研究，2022，45（12）：2591-2601.

［102］张金华，邱俊娜，王路，等．夏枯草化学成分及药理作用研究进展［J］．中草药，2018，49（14）：3432-3440.

［103］ 王丹，王晶娟．海螵蛸止血作用的现代研究进展［J］．中医药学报，2018，46（6）：113–118.

［104］ 聂安政，林志健，张冰．秦皮化学成分和药理作用研究进展［J］．中草药，2016，47（18）：3332–3341.

［105］ 王荣，白思慧，王露露，等．薤白的化学成分和药理作用研究进展［J］．中国野生植物资源，2021，40（10）：73–82.

［106］ 苏晓悦，徐驰，杜鑫，等．白头翁化学成分及其药理作用研究进展［J］．中医药信息，2023，40（3）：76–82.

［107］ 杨馨，李兵，植森业，等．甘遂的现代研究进展［J］．中国民族民间医药，2023，32（8）：75–79.

［108］ 刘淑岚，翁连进，韩媛媛，等．京大戟的化学成分和药理作用研究概述［J］．中国现代中药，2019，21（1）：129–138.

［109］ 李明潺，鲁婧怡，段晓川，等．南岭荛花化学成分和抗肿瘤药理作用研究概况［J］．药物评价研究，2015，38（6）：682–685.

［110］ 李玲芝，宋少江，高品一．芫花的化学成分及药理作用研究进展［J］．沈阳药科大学学报，2007，24（9）：587–592.

［111］ 黄宏威，刘传鑫，颜昌铭，等．商陆的化学成分与药理作用研究进展及质量标志物的预测分析［J］．国际药学研究杂志，2020，47（3）：188–198.

［112］ 卢佼佼．瓜蒂散的临床应用与实验研究［J］．浙江中西医结合杂志，2009，19（7）：439–440.

［113］ 侯真真，唐婷婷，吕佳，等．中药梓白皮基原考证［J］．中国中医药现代远程教育，2022，20（23）：49–52.

［114］ 胡静，秦贝贝，马琳，等．巴豆化学成分、药理作用及其质量标志物预测分析［J］．中草药，2021，52（21）：6743–6754.

［115］ 河南省药品监督管理局．河南省中药饮片炮制规范（2022年版）［M］．郑州：河南科学技术出版社，2022.

［116］ 姜秋，王玲娜，刘谦，等．水蛭的炮制历史沿革、化学成分及药理作用研究进展［J］．中国中药杂志，2022，47（21）：5806–5816.

［117］ 陈烨．淡竹叶化学成分与药理作用研究进展［J］．亚太传统医药，2014，10（13）：50–52.

［118］ 安徽省药品食品监督管理局．安徽省中药饮片炮制规范（2019年版）［M］．合肥：安徽科学技术出版社，2019.

［119］王丽赟，孙健，沈宇峰，等．我国主要产区白芷的基原和群体遗传组成特征分析［J］．中药材，2022，45（4）：824–829.

［120］余阳．附子炮制机理及质量控制研究［D］．上海：中国科学院大学（中国科学院上海药物研究所），2022.

［121］张树生．百药效用奇观［M］．北京：中国古籍出版社，1987.

［122］郭建国．禹余粮丸方补缺初探［J］．陕西中医函授，2000，20（3）：10–11.

［123］王守东，王峰．《伤寒论》下法探析 [C]// 中华中医药学会．中华中医药学会中医方证基础研究与临床应用学术研讨会．中国四川省甘孜藏族自治州，2006：23–25.

［124］常健菲，王历．《伤寒论》温法刍议 [C]// 中华中医药学会．中华中医药学会第十三届仲景学说讨论会论文集．中国黑龙江省哈尔滨市，2005：107–109.

［125］冯庆昭．关于凉山彝族医药发展状况的调研报告［EB/OL］．（2019–12–30）[2024–07–30]. https：//scjg.lsz.gov.cn/ztzl/jgdj/201912/t20191230_1438220.html.